서금요법으로

요통낫는법

고려수지침학회장 유태우 저

JN381576

ⓒ 고려수지침

서금요법의 주요 이론

● 서금요법 인체 상응도(相應圖) 전면

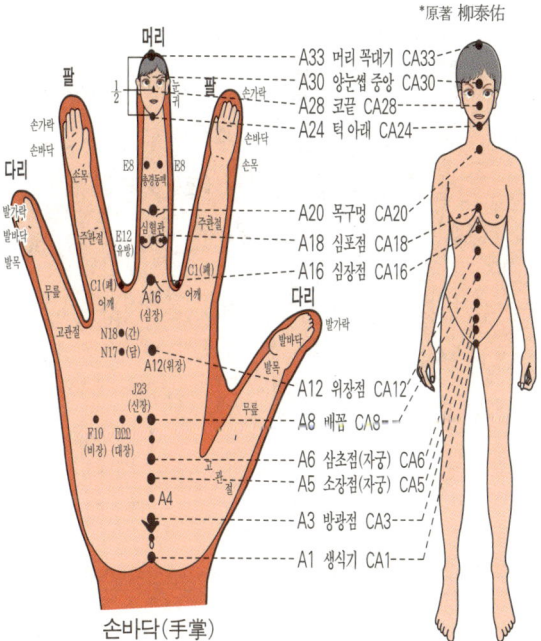

※ 손바닥은 사람의 전면에 해당한다.

● 서금요법 인체 상응도(相應圖) 후면

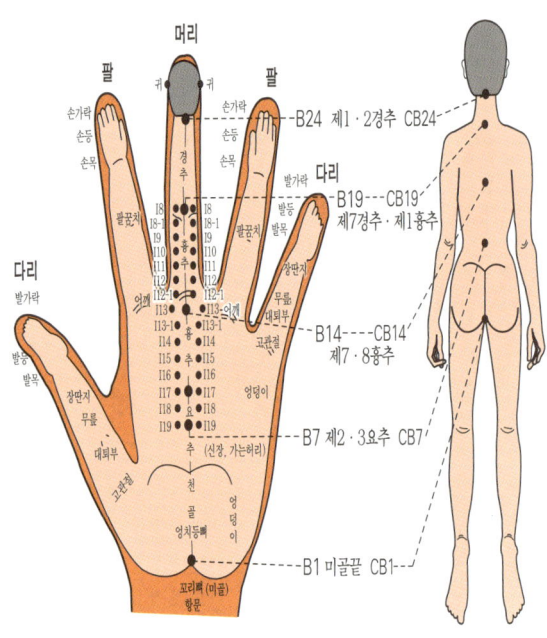

손등(手背)

※ 손등은 사람의 후면에 해당한다.

인체의 척추

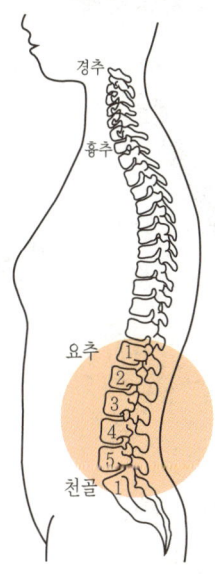

표시 부분은 요통이 가장 많이 발생되는 부위로서 제5요추와 제1천골 부위이고, 그 다음 많은 부위가 제4~5요추 부위이다.

본서에 포함된 증정 기구

통침봉과 금봉 금색 중형

통침봉으로 자극 준 다음 가장 아픈 지점에 금봉을 부착시킨다.

압통점 찾는 곳 → B 돌기 3개

금봉 금색 중형

A 돌기 1개

※ 통침봉돌기는 특수 금속임
(스테인리스는 위험)

기마크봉 금색 소·중형과 테이프

요혈처와 과민한 지점에 기마크봉 중형을 붙이고, 일반 요혈에는 소형을 붙인다.

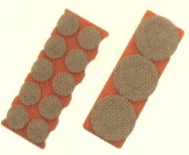
기마크봉 금색 소형·중형

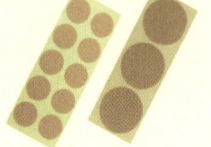
테이프 소·중형

※ 책자와 통침봉 1개, 금봉 금색 중형 1개, 기마크봉 금색 소형·중형 각 1판, 테이프 소형·중형 각 1판이 포함되었습니다.

서금요법의 주요 자극기구들

1. 기마크봉 (일명 뉴서암봉)

기마크봉(뉴서암봉)은 금색·은색이 있으며, 소·중·대형이 있고, 보통과 특제품이 있다. 중·소형은 서금요법에 이용하고, 중·대형은 금경에 이용한다. 통증 관리에서도 가벼울 때는 소형, 조금 심할 때는 중형을 이용하고, 대형은 금경술에 이용한다.

● **보통 기마크봉** - 기마크 문양이어야 한다

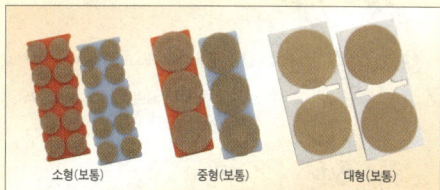

소형(보통)　　　중형(보통)　　　대형(보통)

2. 금봉

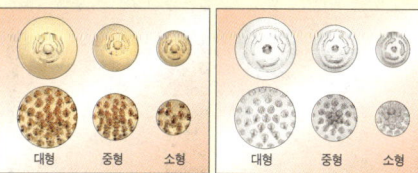

대형　중형　소형　　　　대형　중형　소형

금봉 금색	금봉 은색
금봉 금색은 특수금속합금 재질로서 피부에 접촉되면 전기전도가 우수하여 세포 전기 활성화와 음양맥상 조절에 도움을 주고, 기마크봉보다 음양맥상 조절이 탁월하다.	· 순은 90% 이상과 특수금속합금으로 열전도와 이온화 경향이 강력하여 세포의 전기 활성화와 온열반응이 우수하다. · 금봉 은색은 알레르기 반응이 거의 없다.

3. 압진봉

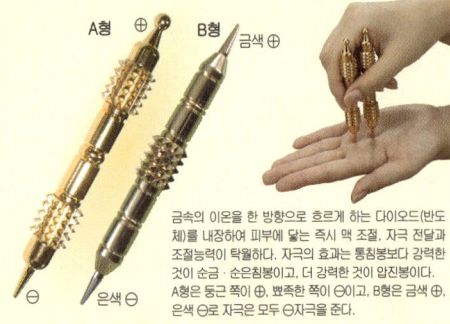

금속의 이온을 한 방향으로 흐르게 하는 다이오드(반도체)를 내장하여 피부에 닿는 즉시 맥 조절, 자극 전달과 조절능력이 탁월하다. 자극의 효과는 통침봉보다 강력한 것이 순금·순은침봉이고, 더 강력한 것이 압진봉이다.
A형은 둥근 쪽이 ⊕, 뾰족한 쪽이 ⊖이고, B형은 금색 ⊕, 은색 ⊖로 자극은 모두 ⊕자극을 준다.

4. 서암추봉

**핵심 자극 부분은 추봉이며, 특수금속합금으로 음양맥상 조절 우수
거부 반응, 알레르기 반응 거의 없는 금속(일반 금속 모두 주의)**

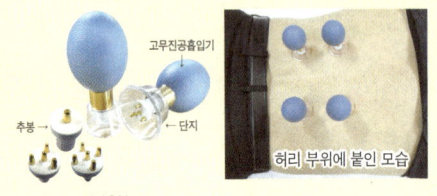

▲ 서암추봉

※ 추봉이 없는 간이부항기는 반드시 주의한다.

5. 금봉 무릎 · 손목밴드

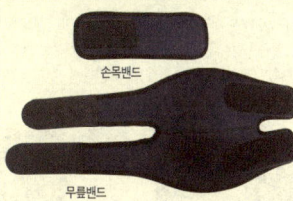

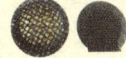

※ 금봉은 압박용 밴드에 부착하여 사용한다(자석주머니도 있음).

무릎과 손목, 발목 등 과민한 곳, 신 곳, 빼근한 곳, 운동 약할 때 금봉을 압박하는 밴드
① 금봉 무릎밴드 세트(2개)   ② 금봉 손목밴드 세트(2개)
※ 각각 금봉 대형 4개, 자석주머니 6개 포함.
   (금봉은 특수 금속으로 과민증 해소에 우수)

6. 황토경탄

냄새 · 연기 · 쑥진이 거의 없고 온열이 오래가는 온열기구
방 · 실내 · 아파트 · 외국에 가서도 부담 없이 뜰 수 있습니다

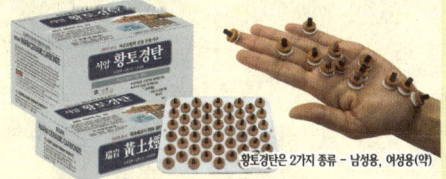

황토경탄은 2가지 종류 - 남성용, 여성용(약)

한국산 쑥과 수입산 쑥을 배합하여 특별 가공 탄화하여 보강하고 황토받침을 사용하므로 6가지 장점이 있습니다.
① 냄새가 거의 없고 순하며 ② 연기가 거의 없고 ③ 쑥진이 거의 묻지 않으며
④ 온열이 풍부하고 ⑤ 온열이 오래가며 ⑥ 원적외선 침투력이 우수합니다.

第21回 韓日瑞金療法學術大會

제21회 한일서금요법학술대회가 서울 세종대학교 광개토관 컨벤션홀(오전 9시~오후 5시 30분)에서 2,000여 명이 참석한 가운데 성대하게 개최하였다. 제22회 한일서금요법학술대회가 오는 2014년 8월 22~23일에 개최할 것이다.

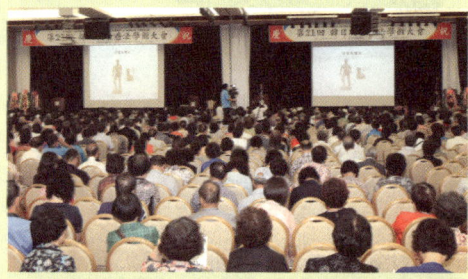

▲ 제21회 학술대회 전경(2012년 8월 25일, 서울 세종대학교 광개토관 컨벤션홀)

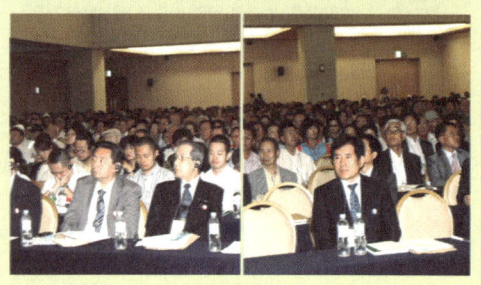

▲ 오전에는 제1 발표장과 제2 발표장을 통합해서 특별 강연을 실시했다.
  좌측은 제1 발표장이고, 우측은 제2 발표장이다.

서 언(序言)

고려수지침에서 시작되어 발전된 서금의학 중에서 서금요법은 요통·허리 디스크를 낫게 하는 데 대단히 큰 도움이 되기에 본서를 쓰게 되었다.

요통 중에서 제일 많은 원인은 요추 추간판 탈출증(이하 '허리 디스크'라 한다) 때문이다. 허리 디스크라 하면 허리 척추골 사이에 있는 추간판이 한쪽 또는 양쪽으로 탈출되어 주위의 신경근을 압박, 자극하여 발생하는 질환으로 감기 다음으로 많은 보편적인 질환이다.

디스크에 한 번 걸리면 스스로는 낫기가 어렵고 물리치료나 수술을 받지만 재발이 많고, 독성이 강한 한약이니 위험한 침·뜸으로 자극하지만 완전히 회복되기까지는 어려운 점이 많다. 그러므로 요통에 시달리는 사람은 날로 많아지는 추세다.

서금의학의 장점은 안전하고 부작용이나 위험성이 전혀 없고, 자가 관리, 자가 처치할 수 있고, 기구 사용이 간편하고 저렴하며, 때와 장소를 가리지 않고 처치할 수 있으며, 더욱이 중요한 것은 근본적으로 디스크를 해소할 수 있다.

　현재까지의 의술들은 통증 관리나 디스크를 수술로 해결하려는 대증요법이지 명확한 원인을 개선하여 치료하려는 근본적인 방법들은 아니다.

　허리 디스크의 원인을 연구하여 보면 자세 불량이나 과로·피로의 누적과 스트레스, 지나친 운동과 음식 부주의 등으로 소화기계인 대장과 위장을 긴장시키고, 배뇨 기관인 방광을 긴장시킴으로써 교감신경 긴장 상태가 추간판에까지 연결되고 혈액순환 장애를 일으켜 수핵량을 줄어들게 하여 허리 디스크가 발생하고 있다.

　디스크 통증을 다스리려면 단순한 대증요법을 이용하는 것보다 디스크를 일으키는 장부인 방광·대장·위장의 기능을 조절해야 한다. 대뇌의 혈류 조절과 장부의 기능을 조절시킬 때 베타엔도르핀을 분비시키고 베타엔도르핀을 통증 부위까지 전달시켜 통증 물질을 제거하고, 나아가 수핵량을 늘려서 추간판을 원상 회복시켜야 한다.

　본서에서는 요통·디스크의 이해와 대뇌와 장부와의 관련성과 허리 디스크의 위치 구별법과 제1단계·제2단계·제3단계 허리 디스크를 다스리는 방법을 제시하였다.

서금의학 중에서도 간편하고 반응이 좋은 통침봉으로 접촉·압박자극을 준 다음에 금봉이나 기마크봉을 접촉·부착시키면 거의 모든 디스크를 낫게 할 수가 있다. 또한 척추관 협착증과 디스크 교정 운동까지 실시할 때 더욱 완전하다.

본서를 읽고 잘 이용한다면 난치성인 요통·허리 디스크를 완전히 예방하고 낫게 할 수가 있다. 모두가 허리 디스크·요통에서 해방되어 건강한 인생을 살기 바라는 마음이다.

필자는 요통과 허리 디스크에 대하여 오랫동안 연구해 왔다. 이번에 쓴 『서금요법으로 요통 낫는 법』은 1987년에 저술한 『요통의 수지요법연구』를 참고하였고, 이 책자는 그동안 9번이나 재판(再版)되었다.

『서금요법으로 요통 낫는 법』은 그간에 많은 임상 연구를 정리한 것이며, 더욱 자세히 연구하기 위해서는 『요통의 수지요법연구』를 참고하여도 도움이 될 것이다. 『서금요법의 응급처치편』에 이어 소책자로는 두 번째 발간되는 책자이다.

본서가 발행되게끔 많은 지도, 편달을 하여 주신 부산대학교 의학전문대학원의 박규현 명예교수와 본 학회의 학술위원·지회장과 편집부 직원들에게 감사한다.

      2014년   3월   25일

大韓瑞金療法學會長
高麗手指鍼學會長·名譽東洋醫學博士 瑞岩 **柳泰佑** 識
瑞金療法·手指鍼創始者·東洋醫學博士

서금의학(瑞金醫學)이란?

서금의학(瑞金醫學)은 서양의학에 이어 제2의 의학이라고 자부한다. 과거 2,000여년 전의 한의학(漢醫學)은 중국의 전통의학 또는 동양의학이며, 한국적인 한의학(韓醫學)도 아니며 과학적 근거에 입각한 의학도 아니라고 생각한다.

서금의학은 독자적인 기본 이론과 자극 부위와 대뇌 기능과 장부 기능의 구별법과 처방 이론과 자극 기구와 사용법이 있어서 독자적인 이론 체계가 있으므로 서양의학과 동양의학과는 다른 의학이다.

1971~75년에 필자 유태우(柳泰佑)가 세계 최초로 고려수지침(高麗手指鍼)을 창시하면서 수많은 시기와 탄압을 받으면서 줄기차게 연구하여 서금의학의 기틀을 마련하게 되었다.

신수지침·수지침·T침 등의 기구를 사용할 때는 고려수지침(高麗手指鍼)이라 하고, 피부를 뚫지 않고 접촉이나 압박자극을 주는 압진봉·금추봉·침봉·통침봉·기마크봉·금봉·아큐빔 등의 자극을 주는 방법은 서금요법(瑞金療法)이라고 한다.

황토경탄·황토서암뜸의 간접뜸의 온열요법과 전

15

래의 경락·경혈을 다시 연구하여 보완·개편한 금경금혈에 접촉·압박자극을 주는 방법을 금경술(金經術)이라고 하며, 손의 모형에 상응점·14기맥과 금경모형도나 그림에 자극을 주어 원·근거리의 환자의 질환을 낫게 하는 염파요법이 있고, 서금요법의 이론인 상응점·14기맥혈과 금경혈에 플라스틱 특수 패드를 붙이고 패드 위에 기감봉을 살짝 꽂아서(피부 절대 뚫지 않음) 환자와 자신의 질환을 낫게 하는 법인 기감요법(氣感療法)이 있고, 특수 금속 반지를 오지(五指)에 끼워 장부 기능을 조절하는 반지요법과 특수 금속을 이용한 장신구요법, 수지침요가법, 음양맥상을 실험해서 반응이 좋은 음식만을 선택해서 먹는 수지음식요법, 시각과 지각을 이용하여 전신 건강을 관리하는 기마크·해마크요법과 장신구를 이용한 특수 금속 접촉요법 등이 있다.

최근 새로이 연구되는 금봉 밴드는 각 관절, 팔다리에서 통증을 느낄 때 금봉주머니, 자석주머니를 만들어 밴드에 부착시켜 압박하면 다른 압박보다 효과적이다.

앞으로도 끊임없이 연구하여 인류의 질병을 간단하게 속히 낫도록 노력할 것이다.

차 례

◆ 서언 ··· 11

제1장 요통의 개요

1. 요통(디스크, 추간판 탈출증)이란? ········ 21
2. 요통의 원인 ································· 24
3. 요통의 통증 및 종류 ······················ 40
4. 통증을 일으키는 경로와 과정 ············ 42

제2장 요통에 도움되는 자극기구와 사용법

1. 베타엔도르핀을 분비시키는 자극기구의 연구 ··· 53
   (1) 통침봉의 개발과 사용법 / 61
   (2) 금봉(금색) 소형의 이용법 / 65
   (3) 기마크봉 중형 금색의 이용법 / 67

2. 요통 해소에 도움되는 기구들 ············· 71
   (1) 황토경탄 / 71
   (2) 서암추봉의 이용 / 76
   (3) 부항추봉 / 78
   (4) 기마크 배지와 해마크 배지의 이용 / 79
   (5) 해마크의 발견 / 83

제3장 허리 디스크

1. 허리 디스크가 일어나는 부위 ············ 87
   (1) 대장승증 디스크(제4~5요추 사이) / 91
   (2) 방광승증 디스크(제5요추와 제1천골 사이) / 92
   (3) 위승증 디스크(제3~4요추 사이) / 93
   (4) 혼합 디스크 / 94
2. 요추와 천골의 척수신경 분절 ············ 97
3. 추간판 탈출증의 병변 ················· 105
4. 요추 추간판 탈출증(헤르니아, 디스크) ··· 111

제4장 허리 디스크를 낫게 하는 법

1. 디스크를 다스리는 부위의 연구 ········· 116
   (1) 상응요법(손은 인체의 축소판) / 117
   (2) 금경·금혈의 요혈처 / 122
2. 제1단계의 허리 디스크를 다스리는 법 ··· 130
3. 요통·디스크가 심할 때의 서금요법 ····· 134
4. 제2단계의 허리 디스크를 낫게 하는 방법 ··· 155
5. 제3단계의 허리 디스크를 낫게 하는 방법 ··· 162

제5장 척추관 협착증을 다스리는 법

1. 척추관 협착증의 개요 ·················· 167
2. 후천성 요부 척추관 협착증 ············ 169
3. 요부 척추관 협착증의 치료 ············ 172
   (1) 서금요법으로 요부 척추관 협착증 낫는 법 / 173
   (2) 요부 척추관 협착증의 처방(Ⅰ) / 178
   (3) 요부 척추관 협착증의 처방(Ⅱ) / 180
4. 척추관 협착증을 개선시키는 보조적 기구들 ··· 183

◆ 부록 ··· 189

제1장 요통(腰痛)의 개요(概要)

1. 요통(요추 추간판 탈출증, 디스크)이란?

요통(腰痛)이란 가는허리나 척추 사이, 척추 근방에서 나타나는 통증을 말한다.

요통의 부위도 가는허리와 옆구리 쪽에서 묵직한 둔통이 있고, 움직일 때마다 뻐근한 통증이 있으며 관련 신경을 따라서 하시까지 증상이 나타난다.

요통이 심해지면 골반 상부에서 계속적인 통증이 나타나고, 요추 옆의 근육 부분에서도 통증이 나타난다. 더욱 심해지면 골반 속까지 통증이 나타나고 하지까지 땅기면서 저리고 운동곤란증을 일으킨다.

가벼운 요통은 일상생활을 하는데 큰 불편은 없으나, 심한 요통은 조금만 움직여도 통증이 나타나 허리를 앞뒤로 굽히거나 무거운 물건을 들 수가 없다. 더욱 심하면 조금만 움직여도 통증이 심하고 기침만 해도 요통이 나타난다. 앉고 일어설 수 없을 정도로 요통이 심하게 나타난다. 이러한

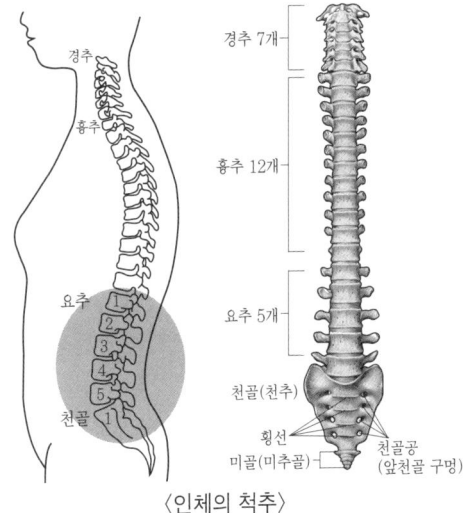

〈인체의 척추〉

※ 표시 부분은 요통이 가장 많이 발생되는 부위이다.

증상 외에도 각자 특유의 증상들이 나타난다.

　가장 많이 나타나는 요통이 추간판 탈출증에서 나타나는 요통이고, 그 다음이 척추관 협착증·타박상 등이다. 본서에서는 추간판 탈출증에 의한 요통을 주로 소개한다(추간판 탈출증을 디스크라고 표현한다).

　디스크가 가장 많이 발생하는 부위가 제5요추와 제1천골 사이의 추간판 탈출증이고, 두 번째 많은 부위가 제4~5요추 사이의 추간판 탈출증이다.

　통계상으로는 제5요추와 제1천골 사이의 추간판 탈출증이 더 많다고 하나, 실제 많은 남성들의 요통은 대체로 제4·5요추 사이의 추간판 탈출증이다. 드물게 제3~4요추 사이의 추간판 탈출증이 있다.

　그래서 요통·디스크라고 하면 제3·4·5요추, 제1천골 사이의 추간판 탈출증이다.

　디스크는 여성보다 남성에게 많고 남성의 경우도 좌측에 많다.

2. 요통(腰痛)의 원인

요통을 일으키는 원인을 알아야 예방하고 속히 낫는데 절대적인 도움이 된다.

요통의 원인은 다양하며 다음과 같다.

(1) 원시시대에는 요통이 없었다고 한다

사람의 원조(元祖)는 침팬지·원숭이류를 생각하고 있다. 침팬지류처럼 사족(四足)으로 기어 다닐 때는 요통이 없었다고 한다. 허리에 힘이 들어가지 않았기 때문이다.

침팬지에서 더욱 진화된 인류의 조상들은 원숭이처럼 생활하다가 한때는 나무 위에서 매달려 생활을 했었다고 한다. 땅 위에는 뱀 같은 파충류가 많아 인류의 조상들은 나무에 매달려 이동하며 생활하기 때문에 어깨·팔 근육이 발달된 것이라는 것이다. 성경(聖經)의 구약에도 이브를 유혹한 뱀 이야기도 우연한 이야기는 아닐 것이다.

현재의 인류는 이족(二足)으로 걷는데 반해 상체, 팔 근육·관절이 발달된 흔적이 남아 있다.

지구상에 뱀 같은 파충류는 몇천 년 아니 몇백 년 전까지만 해도 많았던 것 같다. 뱀에 물린 사람이 대단히 많아 물린 것을 치료하는 것이 의술의 시초라고 한다. 그래서 의학의 표시(의학, 의사 등의 문양)에 뱀 문양에 막대기를 표시한 것이다.

현재는 성인병, 암 치료가 현대 의술의 주 치료라 하면 당시에는 뱀에 물린 것을 치료하는 것이 주 치료가 되었다.

그래서 원시시대에는 원두막 같은 2층짜리 집을 짓고 울타리를 만들고 사람은 2층에서 기거하고 울타리 안에는 돼지를 먹이게 되었다. 사람의 배설물을 먹고 자라는 돼지는 뱀까지 잡아먹고 살게 된 것이다.

이러한 인류의 생활 모습은 오늘날 제주도 똥돼지우리가 여기에 해당한다. 똥돼지우리에 사람의 화장실을 마련하고 용변을 보게 한 것이다.

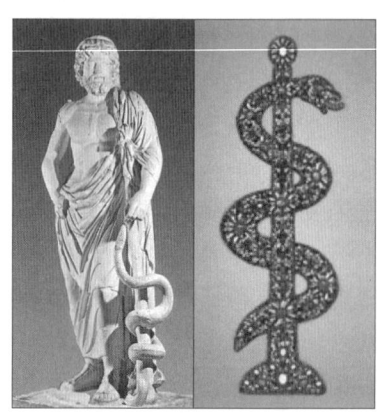

〈아스클레피오스의 지팡이〉

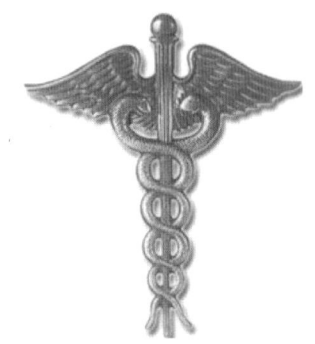

〈미 육군 의무대 휘장〉

이처럼 사족(四足)으로 걷고 수렵 생활과 팔로 나무에 매달려 살던 시대에서 점차 지구 환경의 변화로 인류의 조상들은 땅 위에서 이족(二足)으로 서서 걷기 시작한 것이다. 이족으로 걷게 되면서부터 인류는 요통에 시달리게 되었다.

(2) 이족(二足)이 요통의 원인이다
피로 · 과로는 요통의 원인

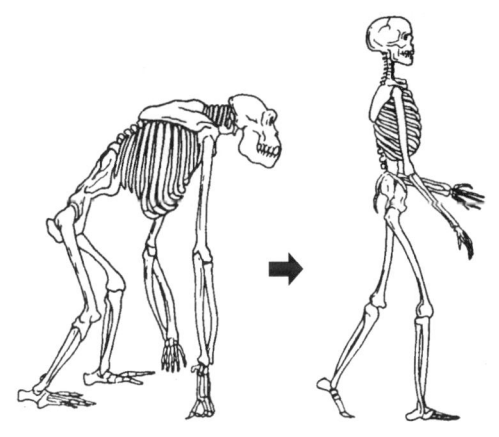

〈원숭이에서 사람은 계통 발생〉

사족(四足)으로 걷는 형태에서 이족(二足)으로 걸으면 상체(上體)가 펴지게 된다.

이때 상체가 펴지면서 큰 변화가 일어나는 부분이 허리 부위이다. 허리 부위에서도 천골과 요추가 만나는 경계선이다. 굽혀졌을 때는 문제가 되지 않으나 요추를 펴면서 천골과 요추의 접합부가 강제적으로 근육·척추가 펴짐으로써 큰 힘을 받게 된 것이다.

그래서 사람은 원기가 왕성하고 자율신경이 조절되어 있으면 허리를 펴고 서는데 문제가 없으나 과로·피로하거나, 많은 스트레스를 받으면 맨 먼저 피로를 느끼는 부분이 허리 부위의 통증이다.

그러므로 누구든지 과로·피로가 누적되면 가장 먼저 요통을 느끼게 되는 것이다.

따라서 누구든지 허리 통증이 발생하면 휴식을 속히 취하고 편하게 누워 있으면 요통이 감소되거나 나아진다.

(3) 교감신경의 긴장이 요통의 큰 원인이 된다

 사람은 스트레스·과로·충격·냉증이 생기면 교감신경이 긴장한다. 모세혈관 수축, 근육·관절의 긴장과 운동 장애, 혈액순환 장애 등이 나타난다.

 척추의 추간판에도 모세혈관이 수축되므로 혈액순환 장애로 수핵이 부족해지면 요통이 된다.

 요통이 있는 사람들은 스트레스를 멀리하고 반드시 신체를 따뜻하게 하여야 한다.

 누구든지 신경을 많이 쓸수록 요통은 심해진다. 그래서 요통이 있을 때 허리를 따뜻하게 하면 허리 통증이 가벼워지는 것이다.

 그러나 쑥뜸을 뜰 때는 반드시 손바닥의 요혈저에 서암뜸이나 경반을 떠야 허리가 따뜻해지면서 요통이 가벼워진다. 단, 허리 부위에 침·뜸 자극은 주의한다.

(4) 자세 불량이 요통의 원인이 될 수 있다

 허리의 구조를 보면 골반뼈인 천골 받침 위에 척추를 올려놓은 모양이다. 천골은 붙어 있어서 움직임이 거의 없다.

 그래서 천골 받침이라고 판단하며, 대신 천골 받침 위에 있는 요추 부위에서 운동량이 가장 많고, 하중도 제일 많아 요통이 일어날 수 있다.

 그러므로 요통을 예방하고 낫게 하려면 척추 자세를 올바로 해야 한다. 똑바른 자세, 앞·뒤·옆으로 굽어지지 않는 자세가 요통을 낫게 한다.

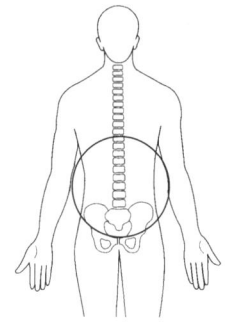 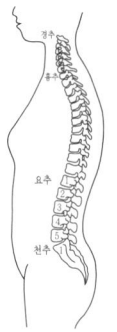

뒤편에서 볼 때
일직선이어야 한다.

측면에서 본 척추(정상)이다.
약간 S자형이다.

요통이 있는 사람은 허리·척추 자세가 거의 모두 삐뚤어져 있다. 허리는 힘을 빼고 자세는 똑바로 하도록 노력한다.

젊은이의 허리는 S라인이 되므로 요통이 덜하나, 성인·고령이 되면 허리가 앞으로 굽어진다.

앞으로 굽어지면 머리·상체가 앞으로 굽어지고 허리에 많은 힘이 들어가 요통의 원인이 된다.

그러므로 남녀노소 누구든지 허리를 똑바로 펴는 노력을 해야 한다.

고령자들이 어깨를 쭉 편 자세는 좋은 자세이다.

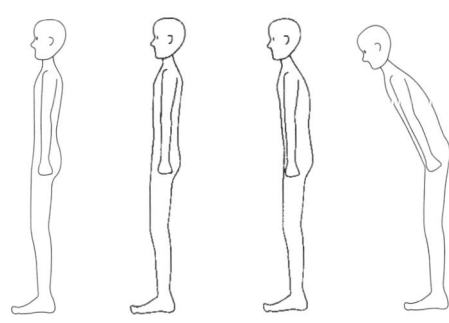

〈20~30대〉　〈40~50대〉 허리가 뒤로 나온다.　〈50~60대〉 측면에서 볼 때 직선이다.　〈70~80대〉 허리가 뒤로 튀어나온다.

(5) 상체가 무거워도 요통이 온다

인체에서 가장 많은 하중을 받는 곳은 하지(下肢)이나, 골반 위에서 하중을 가장 많이 받는 곳이 요추이다.

상체의 체중을 받쳐 주는 것이 척추이고 척추 중에서도 요추이다. 이때 복부 비만이나 상체 비만증이 심하면 그 하중은 모두 척추로 모이게 된다.

그러므로 비만인에게서 요통이 많다. 따라서 30~50대에서 요통이 많은 이유 중의 하나가 바로 비만증 때문이다. 이때 비만증만 해소하여도 요통이 없어진다.

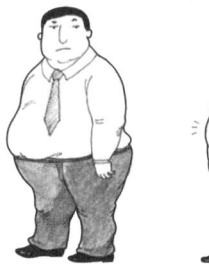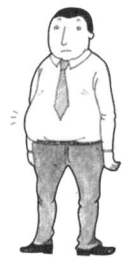

※ 복부 비만이나 상체 비만이 심하면 그 하중은 모두 척추로 모이게 된다.

살을 빼는 것은 쉽지가 않으나 서금의학적인 방법으로 살을 빼면 안전하고 완전하게 뺄 수 있다.

살을 빼려면 식사량을 줄이기 위해 저녁을 굶어야 하나, 저녁 굶기가 힘들면 식사대용식인 군왕Ⅱ 음식 15알을 온수로 삼킨다. 그러면 심한 허기를 참을 수가 있다. 밤 10~11시경에도 배고프면 군왕Ⅱ 음식 15알을 온수로 삼킨다. 약 20~30일만 군왕Ⅱ 음식을 저녁 대신으로 먹으면 저녁 굶는 습관이 생기고 비만 해소에 큰 도움이 된다.

음식은 골고루 섭취하되 꼭꼭 씹어 먹고 천천히 먹는다.

잠자기 전이나 공복 시에 발지압판 운동을 30~60분까지 한다. 30분 정도 운동을 하면 그때무

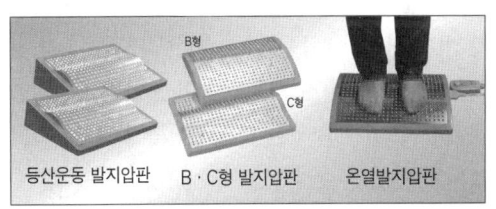

〈발지압판 운동〉

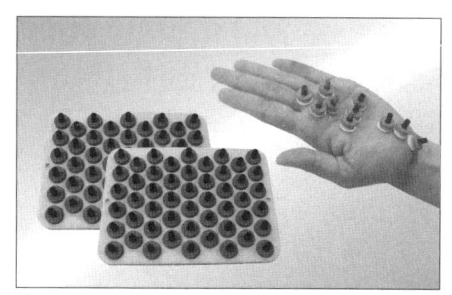

〈황토경탄을 중초기본방에 뜨는 모습〉

터 체지방이 분해가 되고, 60분이 넘으면 탄수화물만 분해되므로 살빼기 위한 운동은 60분까지이다.

발지압판 운동 초기에는 힘이 들므로 10~15분에서 시작하여 차츰 늘려 가고 양말을 신고 운동하다가 숙달되면 맨발로 운동한다.

운동을 하거나 식사량이 줄어들면 신체 냉증이 생긴다. 이러한 때는 중초기본방에 경탄을 3장 정도(양손 모두) 떠서 체온을 높여 주어야 체지방을 분해할 수 있다(자세한 것은 뒤편을 참조한다)).

이처럼 매일 실시하면 부작용 없이 살을 뺄 수 있다. 살이 빠지면 비만성 요통이 없어진다.

(6) 외상·타박상에 의한 요통

그 외에 외상·타박상 등에 의해 요통이 발생되는데 이러한 요통은 크게 문제되지 않는다.

외상이나 타박상에 의해서 요통이 생긴 것은 어혈을 제거하고 혈액순환을 조절시켜 주면 매우 잘 없어진다.

(7) 노화현상으로 인한 요통

고령이 되면 모든 기능이 감퇴하고 노화 과정에서 추간판의 하중이 심하면 추간 관절·추궁·극돌기 등의 구조물에 부담이 늘어난다. 그 결과 추간 관절의 관절연골이 마모가 크게 진행되거나, 주위외 인대가 이상하게 두꺼워져 신경이 통하는 뼈 사이의 공간이 좁아져 소위 척추관 협착증 같은 증상과 함께 요통이 발생한다.

노화의 가장 큰 원인은 혈액순환 장애에서 나타나므로 혈액순환을 조절하기 위해서는 온열요법이 필요하다.

남녀의 힘의 차이, 청년과 노년의 힘의 차이는

온열의 차이이다. 온열이 곧 힘이고 온열은 노화 방지의 핵심이다.

체온이 있어야 분자의 활동이 왕성해져서 노화를 방지한다. 노화를 막는 가장 확실한 방법은 신체를 따뜻하게 하면서 황토경탄을 손바닥에 떠야 한다.

(8) 종양 · 염증 · 염좌로 인한 요통

요통을 일으키는 질환 중에서 종양이나 염증 · 염좌(허리를 삔 것) 등에서도 나타난다.

염증의 경우는 골 · 관절결핵, 일명 카리에스(caries)라고도 한다.

관절 · 뼈결핵의 후유증으로 척추가 변형되고 관절은 굳어져 운동 장애를 일으킨다.

그 외에 척추 염증이나 화농균의 침입으로 척추가 딱딱해지고 고열이 일어날 수도 있다.

또는 요통의 증감이 심하거나 소변이 잘 나오지 않거나 야간에 통증이 더욱 심한 경우도 있다.

감기 등에서도 요통이 나타나는 경우가 있다.

종양 · 염증 · 염좌의 경우에는 서금요법의 해열

치방이 있다(뒤편의 제2단계의 허리 디스크 치방을 참고한다).

(9) 기후 · 심인성 · 직업병 · 스트레스에서도 요통이 발생한다

요통은 혈액순환과 밀접한 관련성이 있다. 비나 눈이 올 때 대기 중에 습도가 높아지면 피부의 습도도 높아져 혈액순환 장애가 일어나 요통이 발생하는 경우도 있다. 그래서 통증 환자들은 일기예보까지 잘 안다고 하는 것이다.

우울증이나 기분 나쁜 생각이나 자극을 받아도 심장 쇠약으로 인해 요통이 나타날 수 있다.

심한 스트레스는 교감신경을 긴장시켜 모세혈관 수축에서 오게 되므로 스트레스를 받지 않도록 해야 한다.

그 외에 직업병으로도 요통이 나타난다. 장시간 운전, 컴퓨터 사무직, 앉아만 있는 직업 등에서 대부분이 요통이 나타난다.

(10) 내장 질환에서도 요통이 나타난다

서금의학의 핵심 이론은 대뇌의 기능이상(자율신경이나 호르몬 이상)에서 장부의 기능이상들이 생겨 인체의 각 부위에서 수많은 질병을 일으키는 것으로 판단한다.

그러므로 인체의 모든 질병은 장부와 관련이 있고, 나아가 대뇌 기능과도 모두 관련이 있다.

국소에 질병이 있을 때 국소만을 다스리는 것이 양의학의 방법이라면 소위 동양의학(한의약)은 증상을 파악하여 개선하려는 방법이다.

그러나 서금의학은 국소적인 질병도 내장과 대뇌와 관련이 있다고 판단한다.

국소에 질병이 있을 때 가벼운 질병은 국소만을 다스려도 가능하나, 조금 심한 병은 국소 치료만으로는 완전할 수가 없다. 반드시 관련된 장부와 대뇌 기능을 조절할 때 국소의 질병이 낫는다.

추간판 탈출증일 때 양방에서는 국소만을 보고 디스크 수술이나 디스크를 없애기 위한 방법의 물리치료 등을 이용하나, 재발될 수 있고 다른 곳이

또 악화될 수 있다.

소위 동양의학에서는 추나·지압·한약·침·뜸으로 다스릴 때 주로 국소 증상의 개선 목적으로만 치료한다. 이들의 자극은 모두가 도파민을 분비시켜 각성반응을 일으켜 시원한 감각을 느끼게 하나, 교감신경을 더욱 긴장시키므로 잘 낫지 않고 더욱 심할 수가 있다.

가벼운 요통은 동양의학으로 개선할 수도 있으나, 역시 또 재발되거나 심한 요통은 거의 난치이다.

(11) 기타

그 외에 수많은 스트레스, 심한 운동, 여행 등에서도 요통이 나타난다. 모든 운동을 심하게 장시간 실시하면 과로·피로의 결과로 요통이 나타난다. 오랜 여행, 걷는 것도 요통을 일으킬 수 있다.

허리는 많은 힘을 쓰는 곳이고 운동량이 제일 많으므로 무리가 되면 요통을 일으킨다는 점을 명심해야 한다.

3. 요통의 통증 및 종류

 요통에도 통증의 종류가 있다. 통증의 종류를 구별하여 어떠한 방법을 사용할 것인가가 결정된다.

(1) 통증의 성질

 통증도 급성이 있으며, 급성은 대부분이 격통(激痛, 극심한 통증)이고 자발통이다.

 만성은 대부분이 자발통·둔통(鈍痛)이며 운동통이다.

 자발통은 가만히 있어도 통증이 나타나고, 둔통은 은은히 아픈 깊은 곳에서 통증이 나타난다. 운동통은 가만히 있으면 아프지 않고 그 부분을 움직일 때 아프다.

 통증의 경우 지속적인 통증과 간혹 나타나는 간헐적 통증이 있으나 요통은 대부분이 지속적인 통증이 많다.

 요통은 환자가 느끼는 통증에 따라서 표현 방법이 매우 다양하다. 쑤신다, 욱신욱신 아프다, 옥죄다, 쓰리다, 따끔따끔하다, 죄어진다, 콕콕 쑤신다, 뒤틀린다, 저린다, 괴로워서 뒹군다 등이다.

급성의 심한 자발통은 복부대동맥류의 파열, 급성 췌장염, 신장·요로결석 등이며, 만성의 둔통은 운동통 등이다.

(2) 방산통과 관련통

일반적으로 병이 있는 곳에서 통증이 나타난다. 그 부분을 움직이거나 압박하면 다른 부분까지 통증이 미치는 것을 방산통(防散痛)이라고 한다. 이것은 통증 부위의 신경 영역에서 나타난다. 경추의 질환이 견갑부·어깨·팔·손까지 방산되는 통증과 요통이 좌골신경간을 따라서 나타나는 통증이다.

관련통이란 질병이 있는 부위에서 멀리 떨어진 부위에서 나타나는 통증을 말한다.

내장 기관의 병을 수반해서 체표에 나타나는 통증을 말한다. 심장·폐·간·담낭 질환 시에 어깨·흉부에 나타나는 통증, 위·십이지장 질환일 때 등줄기에서 나타나는 통증들을 말한다.

요통도 일종의 관련 통증이다.

4. 통증을 일으키는 경로와 과정

통증은 난치이므로 양의학에서는 통증에 대하여 많은 연구가 되어 있다.

인체의 각 부위, 조직에서 통증을 일으키고 있으나 통증을 쉽게 없애기는 매우 어렵다. 과거 행복전도사 최모씨가 전신에 통증이 심하여 아무리 약을 먹어도 낫지 않고, 의사는 처방을 하면서 더 이상 진통시킬 약은 없다고 하자 부부가 동반 자살한 사건이 있었다. 신문기사에 보면 최씨는 전신에서 700가지의 통증에 시달렸다고 한다.

이처럼 통증이란 전신의 신체 조직에서 모두 나타날 수 있다.

(1) 통증물질 분비 - 수용체 → 척수 → 대뇌로 전달

신체의 각 조직 부위에 어떤 충격적 자극이나 혈액순환 장애가 생기면 통증을 유발하는 물질이 생긴다.

통증을 유발하는 물질은 프로스타글란딘

(prostaglandin)의 이상 합성 증가, 국소에서의 히스타민·아세틸콜린·아드레날린 등의 과잉 분비로 알려져 있다.

이들 물질이 과잉 분비되면 통각을 수용하는 수용체가 감지하여 구심성(求心性)으로 척수를 통해서 대뇌로 전달한다.

(2) 대뇌에서 감각중추와 연결, 통증물질 분비, 통증 수위 조절 - 대뇌가 통각의 핵심 부위

대뇌에서는 복잡한 전도로(傳導路)를 거치고 대뇌지도(大腦地圖), 대뇌감각중추와 연결되어진다. 대뇌감각중추와 인체의 손상 부분에서 통증물질들이 분비되면 대뇌에서 과거의 경험과 현재의 상태를 고려해서 통증의 수위를 소설한다.

그러면 즉시 원심성(遠心性)으로 척수를 통해서 통증 부위에 전달되어 통증을 느끼게 된다.

이때 통증은 신체 부분에서만 통증을 느끼는 것이 아니라 대뇌의 감각중추에서도 동일한 통증을 느낀다.

(3) 통증은 대뇌감각중추와 실제 부위가 함께 통증을 느낀다

 통증은 대뇌와 국소(局所)에서 동시에 통증을 느끼며, 국소보다 대뇌가 통증에 더 많이 관여하고 있는 것 같다. 국소의 통증은 일종의 환상·환각 통증현상이라고 보아진다.

 통증이 심할 때 갑자기 1,000억짜리 복권이 당첨되었다고 하자 그 환자는 극심한 통증을 거의 못 느낄 수 있다.

 통증이 심해도 기분이 좋으면 통증을 심하게 느끼지 않을 수 있다. 반면에 가벼운 통증이라도 기분이 나쁘면 통증이 극심하게 느껴진다.

 환지통이란 것이 있다. 손가락을 수술해서 없어졌는데 날씨가 흐리고 비가 오려고 할 때 없는 손가락 부위에서 극심한 통증을 호소한다.

 이와 같은 현상들은 대뇌가 통증을 주관하므로 대뇌가 없으면 통증도 없는 것이다. 통증물질이 분비될 때부터 대뇌가 간여한다.

 통증을 다스리려면 대뇌 기능을 함께 다스려야

한다. 서금요법은 대뇌의 혈액순환을 조절하는 방법이므로 통증을 없애는 데 큰 도움이 된다.

(4) 진통제 - 통증을 느끼지 못하게만 한다

약물요법은 통증을 느끼지 못하게 하는 정도라고 생각한다.

통증이 발생된 부위는 교감신경의 긴장성·항진성·흥분성이므로 그 주위에서 모세혈관이 수축되어 통증부위로 혈액순환이 안 되므로 통증물질들이 생기게 된다. 이때 분비되는 물질들은 도파 → 도파민 → 노르아드레날린 → 아드레날린 → 엔케팔린 같은 물질이 분비된다.

이때 모르핀·아편 제제 같은 약들은 아드레날린이나 엔케팔린 위 단계의 물질이다. 아편제를 투여하면 상위 단계 약물이므로 대뇌가 약간 몽롱해지면서 통증을 느끼지 못한다.

이때 아편·모르핀제 효과가 떨어지면 다시 통증을 느낀다. 다시 아편·모르핀제를 투여하면 진통되는데 차츰 고단위 약을 투여하여 가벼운 통증은 없어질 수가 있으나, 심한 통증은 약효가 떨어

〈뇌내 마약물질 · 신경전달물질과 마약 · 환각물질들〉

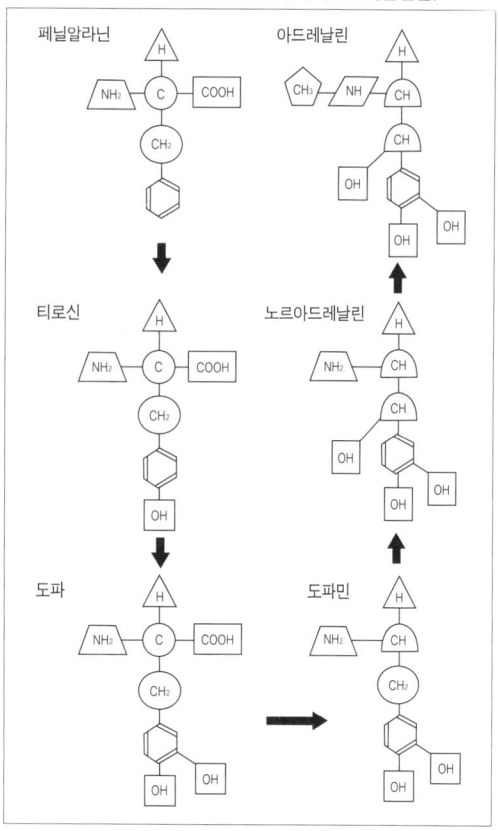

〈뇌내 마약물질 · 신경전달물질과 마약 · 환각제와의 관계〉

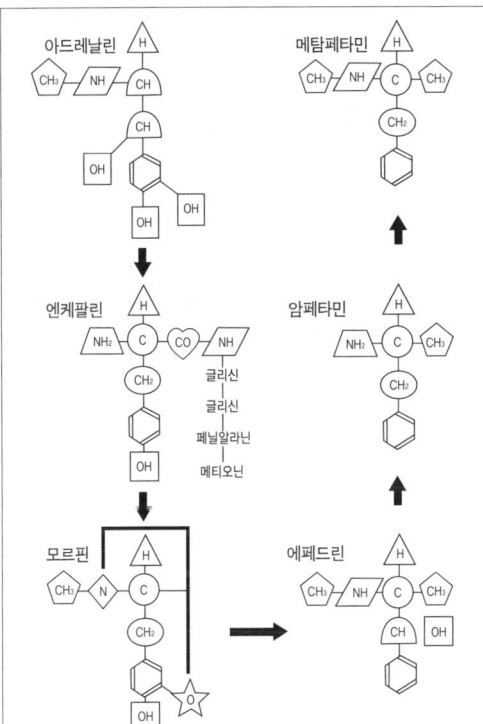

※ 인간의 뇌내에는 모르핀과 매우 흡사한 화학 구조로 이루어진 뇌내 마약물질이 분비되고 있다. 이 뇌내 마약물질의 작용으로 인간은 쾌감을 느끼기도 하고 어떠한 고통도 감내할 수 있게 되는 것이다.

지면 곧 재발되는 것이다. 이것이 양약의 진통제 역할이라고 생각한다.

통증물질이 있을 때 상위 단계 약물을 투여하여 통증을 느끼지 못하는 것이라고 생각하는 것이다.

그러므로 약물요법의 통증 해소는 한계성이 있는 것이다.

(5) 침술 자극 - 감마엔도르핀의 일시적 진통이다
사혈침 - 알파엔도르핀 분비시켜 일시적 진통
(진통 효과 있으나 재발, 습관성 주의)

스테인리스 침은 유해 중금속으로 침 자극을 하면 도파민·노르아드레날린 등을 분비시켜 각성반응을 느낄 때 통증을 느끼지 못하게 하는 정도이므로 가벼운 통증은 해소가 가능하나, 심한 통증은 효과성이 거의 없다. 설사 진통효과가 있더라도 침 자극반응의 작용 시간이 지나면 재발되며 질병은 악화될 수 있다.

현재의 침 재질은 유해 중금속이므로 교감신경을 더욱 긴장시켜 모세혈관 수축현상이 심하고, 각성효과가 지나쳐 쾌감을 느끼게 된다.

통증이 있을 때 대단히 아픈 강자극의 침을 찌르면 대단히 아프면서도 시원한 쾌감을 느낀다. 이때 감마엔도르핀이 분비되어 통증물질들을 없앨 수 있다.

 그러나 감마엔도르핀은 분자수가 적어서 다시 통증이 재발된다. 또다시 아픈 침을 맞으면 시원한 쾌감을 느껴 진통이 되므로 아픈 침을 반복해서 맞다 보면 습관성·중독성이 생긴다.

 감마엔도르핀이 과잉 분비되면 신체를 허약하게 하며 생명에 영향을 준다. 그러므로 침을 많이 맞으면 신체가 허약해지므로 보신하면서 침을 맞아야 한다고 하는 옛말도 있다.

 쾌감을 느끼는 도박·게임·섹스 등은 알파엔도르핀을 분비시킨다.

 통증이 있을 때 사혈요법으로 피를 빼는 것은 두 가지의 효과성이다. 하나는 초강자극 통증으로 알파엔도르핀을 분비시켜 일시적으로 진통을 시키나(가벼운 경우는 진통이 되나, 얼마 후 재발이 잘 된다), 자주 사혈을 하는 사람들도 거의 모두 중독성이 생겨서 아플 때마다 아픈 침으로 피를 뽑게 된다.

사혈침을 맞으면 습관성·중독성이 있으므로 주의한다. 초강자극인 도박·게임 등에서 쾌감·희열을 느낄 때 분비된다.

사혈침의 강자극은 처음에는 모세혈관을 확장시켜 효과성이 있으나 곧 모세혈관이 수축되어 재발될 수가 있다.

음양맥진법으로 실험해 보면 맥상이 크게 악화된다. 그러므로 통증이 있을 때 침을 많이 아프게 맞는 것, 사혈침·부항을 마구 사용하여 피 빼는 것 등은 주의한다.

(5) 통증물질을 제거하는 베타엔도르핀

베타엔도르핀은 대뇌와 신체의 중요 기관에서 분비되며, 분자수가 많아서 베타엔도르핀의 효과 반응이 오래간다.

쾌감물질인 알파·감마엔도르핀은 분자수가 적어서 곧 없어진다. 모든 쾌감은 순간적이므로 습관성·중독성이 생긴다.

평소에는 혈액 중에 베타엔도르핀이 항상 포함되어 있다. 베타엔도르핀은 통증물질들을 모두 제거할 수 있는 능력이 가장 뛰어나다.

베타엔도르핀을 통증물질이 있는 부위로 보내기 위해서는 첫째로 베타엔도르핀을 많이 분비시켜야 하고, 둘째는 모세혈관을 확장시켜서 동증물질이 있는 곳으로 보내야 한다.

통증물질들은 베타엔도르핀이 들어가면 모두 분해되거나 혈액순환을 통해 없어지고 통증물질의 생성을 막아 준다.

이러한 베타엔도르핀은 좋아하는 음악 감상·그림·조각·서예 또는 부모·부부·자식의 사랑, 종교의 사랑, 대자연의 장관·경치 등을 볼 때 감탄사가 나오고 만족감·행복감을 느낄 때 분비된다.

각종 통증이 있을 때 베타엔도르핀이 분비되는 순간 모든 고통·근심·통증·괴로움이 싹 없어지는 것이다.

그러나 신체에 통증이 심할 때 위의 내용처럼 만족감·행복감을 직접 느끼기란 쉽지 않다.

베타엔도르핀을 분비시키려면 우선 대뇌혈류가 조절되고, 국소에서도 혈액순환이 잘 되고, 부교감신경이 우위되어 모세혈관이 확장되고, 따뜻할 때 가능하다.

이 베타엔도르핀을 분비시켜 통증물질을 제거하는 방법이 곧 서금의학이다. 즉 대뇌혈류와 장부와 전신의 혈류를 크게 개선하여 평안하고 안정된 마음과 만족감을 느끼게 한다.

제2장 요통에 도움되는 자극기구와 사용법

1. 베타엔도르핀을 분비시키는 자극기구의 연구

누구든지 좋아하는 예술품이나 원하던 물건을 보게 되면 모든 신경이 그쪽으로 집중·몰입하면서 대단히 기뻐하게 된다.

이때 도파민에서 가바(GABA) 물질이 나오고, 이어서 베타엔도르핀이 분비되면서 행복감·만족감을 느끼고, 혈액순환이 왕성해지면서 베타엔도르핀이 통증 부위까지 전달되어 통증물질을 제거하여 통증이 없어진다.

그러므로 사람은 전문 기술, 직업 외에 취미 생활을 하는 것은 베타엔도르핀 분비에 큰 도움이 될 수 있다.

베타엔도르핀의 최대 장점은 심장을 활발하게 하고, 혈액순환을 촉진시키고 활성화하며, 부교감 신경을 우위로 하여 모세혈관을 확장하는 데 있다. 이처럼 베타엔도르핀을 분비시킬 수 있는 의학이 곧 서금의학이다.

인체가 괴로울 때 서금요법(손의 상응부)에서 상응점·요혈을 찾아 자극을 주면 모든 고통 증상이 없어지면서 마음이 편안하고 통증에서 벗어나는 행복감·만족감을 느끼는 것이다.

서금요법의 자극을 계속 주면 적당량의 도파민 분비와 가바·세로토닌·멜라토닌·아세틸콜린 등이 분비되는 현상을 느낀다. 즉 편안함, 안정감, 고통이 없어지는 느낌, 이해심, 만족감, 자신감 등을 느낄 수가 있는 것이다.

서금요법은 피부에 접촉자극, 압박자극을 주는 것이 핵심이므로 피부에 접촉자극을 주었을 때 모세혈관이 확장되는 기구를 개발해야 하는 것이다.

스테인리스에는 철·니켈·크롬·몰리브덴·코발트·6가크롬, 미량의 수은·납 성분이 들어가 있다. 이들은 유해 중금속으로서 인체에 접촉하는 즉시 거부반응이 일어난다.

거부반응이란 인체의 비자기 물질, 독성 물질로서 교감신경을 긴장시켜 모세혈관을 수축시키고, 맥박을 빠르게 하고, 심장 박동이 항진되며, 내분비 물질이 억제되고, 장의 기능은 모두 저하되어 인체에 질병적 반응을 일으킨다.

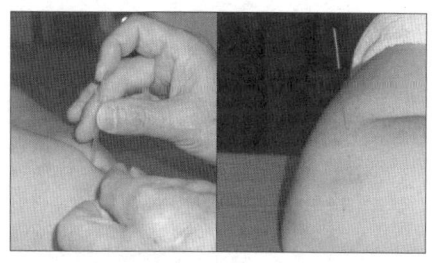

※ 스테인리스로 만든 침을 신체 경혈에 찌르는 것은 주의해야 한다.

유해 중금속인 스테인리스로 만든 침으로 신체 경락을 찌르면 신체 피부에는 부교감신경이 많아 부교감신경을 손상·저하시켜 교감신경 긴장반응이 나타난다.

 그러나 손에는 교감신경이 과밀하게 분포되어 있어서 스테인리스로 만든 수지침으로 찌르면 교감신경을 손상·저하시켜서 자율신경 조절, 호르몬 조절, 혈액순환 조절로 질병을 낫게 하는 반응이 나타난다.

 스테인리스 침만이 아니라 플라스틱 침도 인공

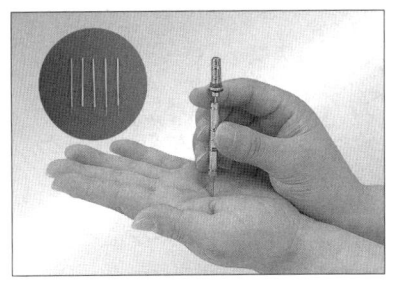

수지침을 자입하는 모습

환경호르몬이 들어 있어 거의 비슷한 유해 반응이 일어나므로 신체침은 주의해야 한다.

필자는 유해 반응을 일으키지 않는 금속을 연구하다가 특수 금속을 개발한 것이다. 동(銅)에 특수 금속을 넣어 특수한 방법으로 합금을 한 것이다.

이 금속은 시술자가 만지거나 사람의 피부에 접촉을 해도 음양맥상을 조절할지언정 악화되는 반응은 거의 없다.

이 특수 금속으로 여러 가지 기구를 만들어 자극을 주면 음양맥상이 조절되면서 대뇌혈류량

〈특수 금속으로 만든 기구들〉

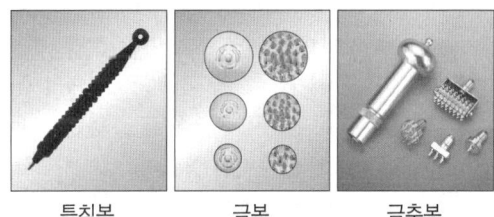

특침봉   금봉   금추봉

※ 손잡이는 플라스틱 기구이므로 헝겊이나 종이로 감싸서 사용하면 더욱 좋다.

이 개선되어 대뇌에서 좋은 신경전달물질이 분비된다.

또한 자율신경 조절현상까지 나타나고, 자극 주는 부위의 모세혈관을 확장시킬 수 있다. 그럼으로써 베타엔도르핀이 통증 부위까지 전달되어 통증물질을 제거하는 것이다.

사람의 몸속에 베타엔도르핀이 있다고 하여도 요통 부위에 모세혈관이 수축되어 있으면 베타엔도르핀을 투입할 수가 없다.

이때 특수 금속으로 만든 기구를 요통 부위나 관련 부위에 접촉을 하면 모세혈관이 확장되어 베타엔도르핀이 통증 부위로 투입되어 통증물질들을 제거할 수가 있는 것이다.

효과반응 있는 특수 금속에 순금 도금이어야 한다. 그러나 일반 동 제품에 순금 도금을 하면 효과성이 없거나 미약하며 오히려 악화된다.

순금은 전도체·양도체이므로 세포의 전기를 활성화시키는 역할을 한다. 좋은 금속으로 자극을 주면 축색의 전기 활성화를 촉진시켜 축색돌기에

〈신경전달물질의 분사와 시냅스〉

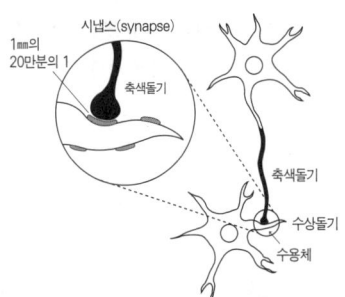

신경세포는 서로 떨어져 있다

신경세포가 네트워크를 이루고 있어도 신경섬유와 신경섬유 사이에는 틈이 있다. 그 틈이 극단적으로 좁아진 곳(시냅스)에서 정보를 주고받는다.

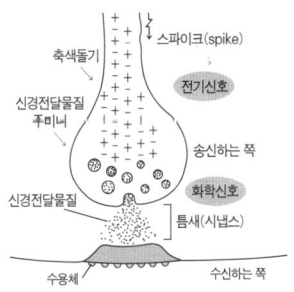

신경세포의 틈새(시냅스)에서의 정보전달 과정

활동전위(스파이크)가 오면 그림의 동그란 주머니에 들어 있던 신경전달 물질이 방출된다. 신경세포는 절연체로써 전기가 통하지 않는다. 정보를 전하기 위하여 전기신호가 아니라 물질이 오가는 구조이다.

서 좋은 신경전달물질이 분사된다.

나쁜 금속, 즉 스테인리스 등으로 자극하면 축색에서 전기저항이 생겨 축색돌기에서 나쁜 신경전달물질을 과잉 분비하여 모세혈관을 수축시킨다.

그러므로 요통·디스크를 없애는 데 사용하는 기구는 특수 금속으로 만든 기구로 자극을 주어야 한다.

그리고 순은(純銀)은 열전도가 잘 되면서 금속 이온화 경향이 강력하나, 순은은 알레르기 반응이 많다. 그래서 인체에 사용하는 은(銀)은 92%의 은 합금을 쓰지만, 그래도 은 알레르기가 심하다. 은 합금에서도 90% 이상의 순은에 특수 금속을 특수 방법으로 합금한 것이 서금요법 기구의 은 제품 기구들이다.

(1) 통침봉의 개발과 사용법

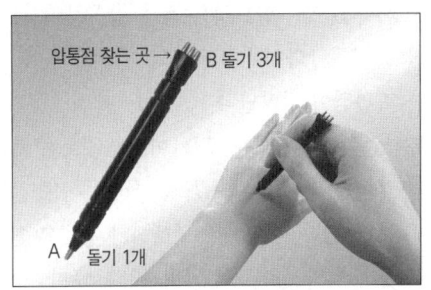

 특수 합금으로 개발한 기구는 여러 가지가 있다. 침봉·금봉(금색·은색)·금추봉·부항추봉·서암추봉의 돌기와 특제 침봉 등이며, 이번에는 통증에 사용하기 위해서 통침봉을 개발하였다.

 통침봉의 구조는 한 쪽에 침봉돌기 한 개가 있고, 다른 한 쪽에 침봉돌기 3개가 넣어져 있다. 3개 돌기 양옆에 돌기가 나와 있다.

 침봉돌기 1개는 상응점이 좁을 때 요혈·상응점에 접촉적 자극을 주기 위한 것이고, 침봉돌기 3개가 있는 것은 상응점이 넓을 때 압박자극을 주기 위함이다. 3개 돌기 양옆의 돌기는 상응점을 찾는 부위이다.

① 손등과 허리 부위에서 상응점·압통점 찾는 법

요통이 있으면 반드시 손등의 상응부에서도 압통점이 나타난다. 이때 손끝의 지두로 꼭꼭 눌러 보면 과민점이 나타난다.

통침봉의 3개 돌기 부분(이하 'B부분' 이라고 함)으로 손등 상응부위를 꼭꼭 눌러 보아도 압통점이 나타난다. 이 지점을 기억했다가 통침봉 B부분으로 강하게 약간 아프게 압박자극을 준다. 압박자극 주는 방법은 간헐적으로 하나·둘·셋 하면서 압박하고, 다시 하나·둘·셋 하고 강하게 압박하기를 반복하는데 5~20분 이상 자극할수록 좋다.

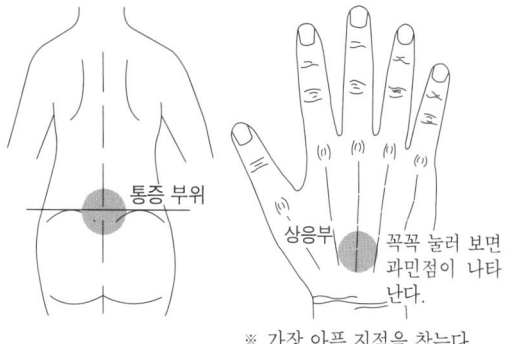

※ 가장 아픈 지점을 찾는다.

통침봉으로 강하게 압박하면 아픈 위치가 나타난다. 가장 아픈 곳, 꾹 누르면 시원한 곳, 기분이 좋아지는 곳을 찾는다.

역시 이 점에 통침봉 B형으로 하나·둘·셋 하면서 강하게 압박하기를 5~20분 이상 반복하면 통증 해소에 매우 좋다. 시원하면서 통증이 없어진다.

② 통침봉의 사용법

㉠ 통침봉 A부분의 사용법

상응점·압통점을 찾아 간헐적으로 압박자극을 주되 10~30초씩 반복하여 10~20분 이상 자극하면 좋다. 또는 요혈처나 상응점에 A부분을 대고 시계 방향으로 계속 회전하면 통증 제거가 더욱 우수하다(9수 단위로 회전하되 회전 속도, 강도는 통증을 조절하는 데 탁월하다).

ⓛ 통침봉 B부분의 사용법

압통점·상응점이 넓은 곳에 B부분으로 압박자극을 준다. 간헐적으로 10~20초 이상 5~20분 이상 자극하면 진통반응이 우수하다.

상응점이 좁은 곳은 A부분으로 압박한다.

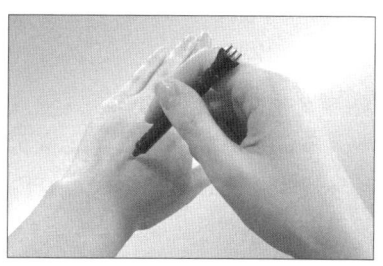

A부분으로 압박·자극 주는 모습

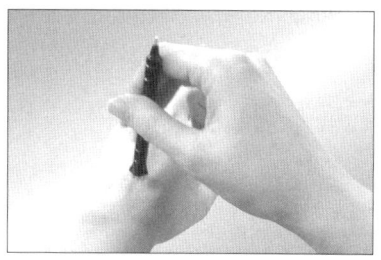

B부분으로 압박·자극 주는 모습

(2) 금봉(금색) 소형의 이용법

특수 금속으로 장시간 자극을 주기 위해 만든 기구가 금봉이다.

금봉은 금색과 은색이 있으며, 대·중·소형으로 되어 있다. 금색은 황동 합금이고, 은색은 순은 90% 이상에 특수 합금이다.

나무·종이는 맥상 조절반응이 없으나, 특수 금속은 피부에 대기만 해도 맥상이 조절되는 금속이다.

이 특수 금속으로 장기간 압박자극을 주기 위해 만든 것이 금봉이다.

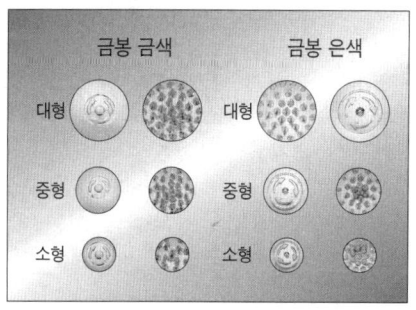

금봉 금색도 우수하나, 요통이 재발되는 경우에는 금봉 은색을 부착시켜 주면 더욱 강력하다.
　금봉을 붙일 때는 손등이나 허리 부위에서 가장 아픈 지점에 붙여야 한다. 금봉을 테이프로 고정시키되 3~5시간 정도가 좋고 떼었다가 다시 붙이기를 반복한다.
　12~24~48시간을 붙여도 좋으나 접착제 알레르기가 있기 때문에 몇 시간 붙였다가 떼기를 반복한다.

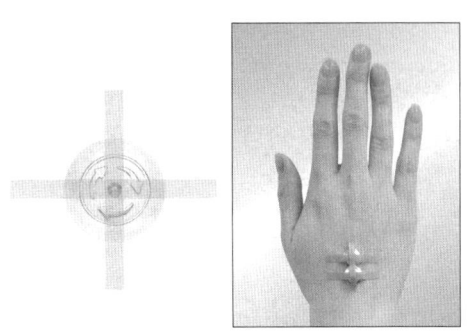

〈금봉 소형을 손등(허리 상응 부위)에 붙인 모습〉

(3) 기마크봉 중형 금색의 이용법

본 학회에서는 1980년경에 처음으로 금속압봉을 개발하여 서금요법에 이용했다. 압봉은 알루미늄이나 황동판에 돌기를 만들어 손의 요혈처에 붙이는 방법으로 널리 이용되고 있다.

압봉보다 효과반응이 더욱 좋은 서암봉을 만들어 사용했다. 서암봉은 돌기에 테두리를 만든 것으로 확실하게 맥 조절반응이 우수하여 널리 이용하였다.

그리고 2009년경에 경락을 보완, 개편한 금경과 금혈을 발견하여 서암봉을 금혈에 이용한 즉, 음양맥상이 악화되었다. 그래서 서금요법과 금혈에 동시에 사용할 수 있는 봉(鋒) 돌기를 연구한 것이 기마크봉(일명 뉴서암봉)이다.

〈기마크봉요법의 발전 과정〉

수지압봉 돌기	서암봉 돌기	현재의 기마크봉
1개 짜리 돌기	서암봉 돌기 주위에 테두리가 있다.	기마크봉 돌기 기맥과 금경에 모두 우수하다.

※ 수지압봉과 서암봉 돌기는 반드시 손에만 이용한다(경락에 이용은 주의한다).

기마크를 연구하기까지는 약 35년이란 긴 시간이 흘렀다. 처음에는 음양맥진을 표시하는 상징 마크로 이용하다가 목에 거는 타이스링까지 만들었다.

1980년경 당시 원주 지회장 홍원표 선생(야구선수 홍성흔 선수의 부친)이 목에 기마크 타이스링을 걸고 치악산 등산을 했는데 피곤이 한결 덜하다는 사실을 알게 되었다.

이때부터 음양맥상 조절, 심장 강화·안정, 피로 회복용으로 이용하게 된 것이다.

현재의 기마크봉은 핵점에 침 자루의 시계 방향의 회전 모양인데, 이것을 인체의 촉감과 시각·지각이 감지하여 음양맥상을 조절시키고 있다는 것을 확인하게 되었다.

교감신경을 흥분시키는 아드레날린은 우회전에 비해 좌회전성이 약 17배 강하다고 한다. 그러나 좌하행성인지 좌상승성인지는 설명이 안 되어 많은 연구 끝에 아드레날린은 좌상승성이 17배 강하다는 사실을 확인하게 된 것이다.

아드레날린은 좌상승성이 강력하므로 모든 흥

분·열은 좌회전 상승으로 심계항진, 흥분, 노화(怒火), 신경과민 등이 나타나되 머리 쪽으로 상승하여 과민하게 된다.

좌상승성을 억제시키는 마크를 연구한 것이 현재의 기마크봉이다.

〈기마크의 변천 과정〉

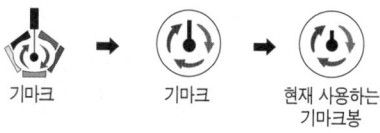

신체의 전신 피부나 손 부위의 요혈처에 기마크를 접촉하면 음양맥상이 조절되어 자율신경 조절 현상이 나타난 것이다.

인체의 피부 감각이 기마크를 인식하게 되므로 이 기마크에 봉 돌기를 만든 것이 기마크봉이다.

기마크봉은 금색(유색)과 은색(무색)이 있다. 금색은 황동판에 순금 도금을 하였고, 은색은 고순도 알루미늄판을 약 20~30차례 착색하여(표면 처리 과정) 만든 것인데 통증에는 금색 기마크봉이 좋고, 열·염증이 있을 때는 열전도가 잘되는 은색 기마크봉이 좋다.

기마크봉도 대·중·소형이 있는데, 요통을 다스릴 때는 기마크봉 중형 금색이 더욱더 우수하다.

① 기마크봉 중형의 사용법

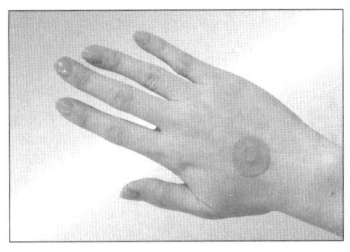

기마크봉 중형은 손등이나 허리 통증 부위의 넓은 요혈처에 부착한다. 붙이는 시간은 오래 붙여도 좋으나 접착제 알레르기 때문에 4~5시간 붙였다가 떼기를 반복한다.

테이프는 한 번 사용하면 접착력이 떨어지므로 사용할 때마다 새것으로 이용하고 일반 테이프보다 의료용 테이프가 좋다.

금봉보다는 자극반응이 미약하나, 손쉽게 널리 사용할 수 있다.

2. 요통 해소에 도움되는 기구들

위에서는 요통을 낫게 하는 데 사용되는 기구들을 설명하였다. 그러나 요통을 좀 더 속히 낫게 하기 위해서 여러 가지 기구들을 개발하여 이용하고 있다.

참고로 이 기구들의 특징을 요약하여 소개한다.

(1) 황토경탄 - 여성은 경탄 '약'을 이용한다

요통의 최고 원인은 허리 추간판 부위의 교감신경 긴장으로 모세혈관이 수축되어 추간판에 수핵이 줄어들었기 때문이다. 그렇다고 허리에 찜질하면 가벼워지기는 하여도 근본적으로 나아지기가 어렵다.

이때 손바닥의 요혈처인 A1·3·6·8·12,

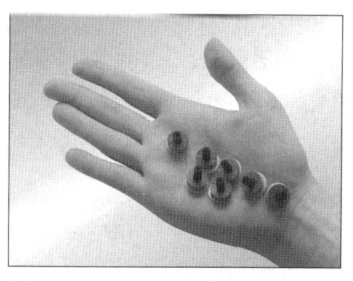

〈황토경탄을 뜨는 모습(A1·3·6·8·12, E22·24)〉

E22·24에 경탄으로 온열자극을 주면 방광·소장·위장·대장을 따뜻하게 하여 교감신경을 진정·저하시키고 부교감신경을 우위로 하여 모세혈관을 확장시켜서 혈액 공급을 원활하게 하여 베타엔도르핀을 분비시켜 추간판에 수핵을 공급함으로써 통증을 해소시키는 방법이다.

   좌측 요통이면 좌수를, 우측 요통이면 우수에 경탄을 뜬다.

   보통 서암뜸은 효과반응이 우수하나, 연기·냄새가 있어서 밀폐된 공간에서 사용하기가 곤란하다.

   경탄은 연기·냄새·쑥진이 거의 없고 온열이 풍부하고 오래가며 황토의 원적외선 침투가 우수하다.

   경탄을 뜨려면 경탄, 가스 라이터, 접시 2개, 혈점지, 핀셋을 준비한다. 경탄 알맹이를 떼어 낼 때 처음에는 경탄판을 비틀어 1개씩 떼어 접시에 담는다.

   그리고 혈점지를 A1·3·6·8·12, E22·24에 붙이고 경탄 알맹이 9개를 접시 위에 나란히

〈황토경탄 뜨는 방법〉

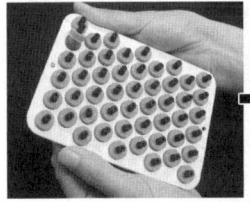

① 황토경탄 판을 비틀고 아래에서 위로 밀어 올려서 황토경탄 알맹이를 떼어 낸다.

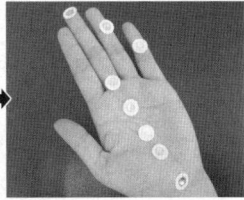

② 초보자, 여성, 허약자는 반드시 혈점지를 2~3장 붙이고 황토경탄을 올려놓는다(황토탄 '약'은 혈점지 없이 떠도 된다).

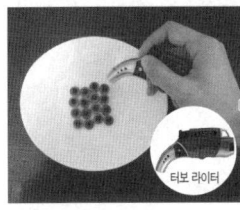

③ 황토경탄을 접시 등에 놓고 터보 라이터로 한꺼번에 불을 붙인다.

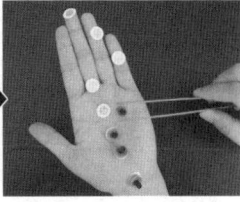

④ 터보 라이터로 불을 붙인 황토경탄을 핀셋으로 잡고 혈첨지를 붙인 곳에 놀려놓는다.

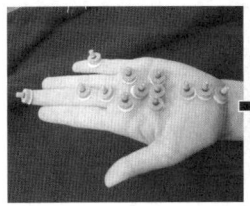

⑤ 황토경탄을 붙이고 가만히 있는다(왼손을 뜨고 난 후 오른손을 뜬다). 숙달되면 양손을 한꺼번에 뜬다.

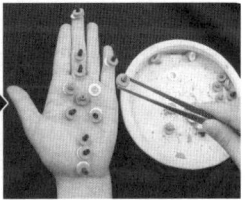

⑥ 너무 뜨거우면 핀셋으로 뗐다가 다시 붙이거나 옮기기를 반복한다.

놓고 반드시 가스 라이터로 불을 붙인다. 약 10~20초 정도면 불이 붙는데 불이 붙으면 핀셋으로 하나씩 올려놓는다.

여성, 허약자는 경탄 '약'을 사용하고 보통 사람은 보통 경탄을 이용한다. 아픈 쪽을 먼저 뜨고 한 손에 3~5번씩 양손을 뜬다.

손은 피하지방이 적어 열 전달이 잘되고 황토받침은 원적외선 방사가 피부 깊이 열 전달이 되면 뜨거운 혈액은 심장으로 갔다가 전신으로 순환한다.

황토경탄, 서암뜸의 특징은 목적한 곳으로 온열을 전달하고, 열은 찬 곳으로 흐른다.

A1·3은 방광 기능을 조절하는 위치이다. 앞에서도 소개했듯이 방광승 기능이상에서 교감신경 긴장으로 디스크가 제일 많다는 것이다.

A6·8·10·12는 소장·위장 기능을 조절한다. 위장 질환에서 교감신경 긴장이 많고 위장 질환에서도 디스크가 많이 발생한다.

좌우 E22·24는 대장 기능조절 위치이다. 대장 기능이상에서 디스크가 많이 발생한다.

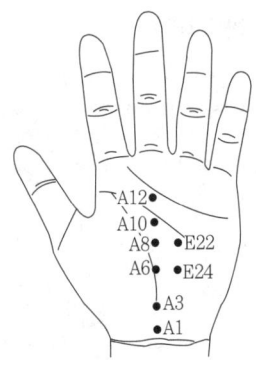

 이들 위치에 장기간 자극을 줄 때 디스크를 완전히 낫게 할 수 있다.

 경탄이라도 손등과 실제 허리 아픈 곳에는 절대로 뜨시 않는다. 손등에 잘못 뜨면 화상을 입기 쉽고 신체 경락에 경탄을 뜨면 거의 모두 음양맥상 악화반응이 나타난다.

(2) 서암추봉의 이용

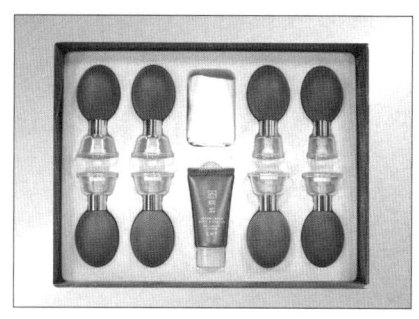

 서암추봉은 특수 금속의 돌기를 피부에 강한 압박자극을 주기 위한 기구이다. 앞에서 통침봉으로 자극을 주어도 되나, 서암추봉의 진공 기구를 이용하면 쉽고 강하게 압박자극을 줄 수가 있다.
 허리 부위에서 가장 아픈 지점, 엉덩이나 골반·다리에서 아픈 부위, 주로 근육통 위치에 이용한다.
 먼저 압통점이나 자극 줄 위치를 선정하고, 서암크림을 서암추봉의 피부 닿는 부분에 바른다. 피부 자극을 최소화하기 위함이다. 그런 다음에

서암추봉의 고무진공흡입기를 꼭 누르면 피부에 접착된다.

 이처럼 아픈 위치에 1~2분씩 반복해서 10~20분간 자극하면 요통 해소에 큰 도움이 된다.

 추봉의 돌기로 압박자극을 주기 때문에 통증 부위에 혈액순환을 강력하게 촉진할 수가 있다.

 건부항이나 사혈요법보다 매우 우수하다. 재사용 시에는 서암추봉단지를 닦고 사용한다.

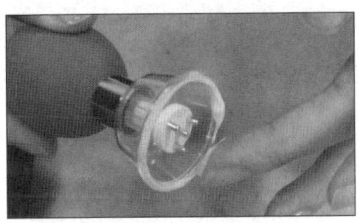
서암추봉 단지 주변에 서암크림을 바르는 모습

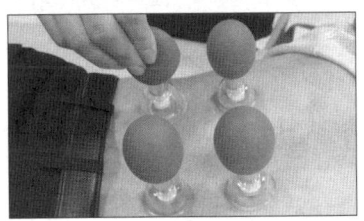
서암추봉을 붙인 모습

(3) 부항추봉

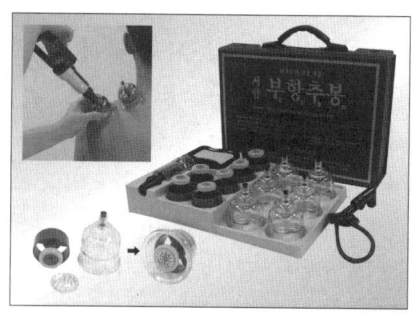

부항추봉도 특수 금속의 돌기로 크게 만들어 (금봉 대형) 부항기로 압박자극을 주기 위한 기구이다.

통증 위치에 추봉(금봉)을 강하게 압박하면 혈액순환이 개선되어 통증물질을 해소하는 데 큰 도움이 된다.

사용법은 통증 부위를 명확히 찾은 다음에 부항단지의 가장자리에 서암크림을 발라 피부 손상을 방지한다.

그런 다음 추봉(금봉)을 안에 넣고 부항단지를 피부에 붙이고 흡각기로 공기를 빼내면 피부에 붙는다. 한 곳에 1~2분씩 붙였다가 떼기를 반복해서 10~20분 정도 붙인다.

추봉이 피부에 닿으면서 모세혈관을 확장시켜 혈액순환을 크게 개선할 수 있다. 요통에 많이 이용한다.

건부항이나 부항사혈은 등줄기 좌반신에서는 절대 주의해야 하나, 서암추봉·부항추봉은 모두 혈액순환 조절에 도움이 된다.

(4) 기마크 배지와 해마크 배지의 이용
- 요통 관리에 필요하다 -

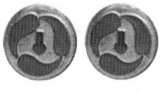 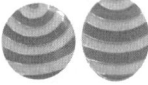

〈기마크 배지〉　〈해마크 배지〉

기마크에 대해서는 앞에서 소개를 했다.

기마크는 피부 감각에서도 감지가 되나, 시각·지각에서도 감지가 된다.

인체의 대뇌는 시각중추가 있으나 다른 중추에서도 시각이 연합자극되어 영향을 준다고 한다.

예를 들어 손이 아무리 정교해도 눈으로 보지 않으면 정교할 수가 없고, 길을 걸어가도 눈으로 보지 않으면 방향감각을 알 수 없다.

모든 감각에 시각이 보여야 완전한 감각을 느낄 수 있다. 뜨거운 불이 있어도 눈을 감으면 안 보여 곧 화상을 입게 되나 눈으로 보면 미리 피할 수 있다.

시각으로 기마크를 감지하면 대뇌에서 노르아드레날린을 억제하고, 또한 아드레날린을 억제하여 음양맥상 조절이 탁월하다.

요통에서는 대장승이나 위승·방광승이 크게 악화되었을 때는 위의 여러 방법으로는 초기 악화된 증상을 속히 낫게 하는데 매우 어렵다. 이때는 기마크 배지를 부착시키면 요통이 낫는 데 큰 도움된다.

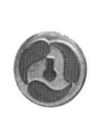 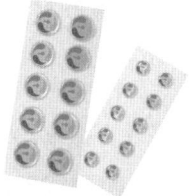 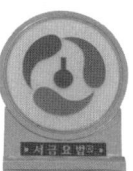

| 기마크 배지 | 기마크S(중·소형) | 기마크 메달 |

기마크를 배지·S(스티커)·메달 등으로 만들었는데 반드시 환자의 몸에 부착시킬 때 반응이 크다.

특히 요통일 때는 병측에 부착시킬 때 반응이 크다. 붙이는 위치는 배꼽을 중심으로 하여 2~4촌 지점에 붙이되, 요통이 심하면 2~3개를 붙여주면 요통 해소에 도움된다.

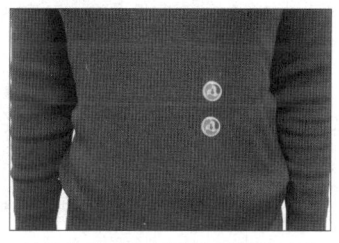

복부에 기마크 배지를 부착한 모습
(좌측 요통이 있을 때)

가급적 시각이 보이는 곳에 붙이되 자신의 모자나 옷깃에 붙이고, 붙이고 있다는 생각·지각을 하면 맥 조절, 통증 해소에 도움된다.

난치성 혈액순환에도 큰 도움이 된다.

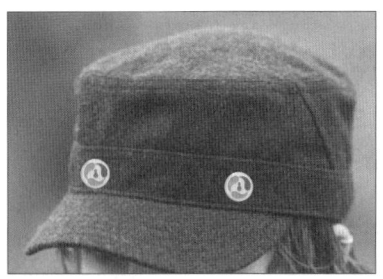

모자에 기마크를 부착한 모습(병측에 붙인다)

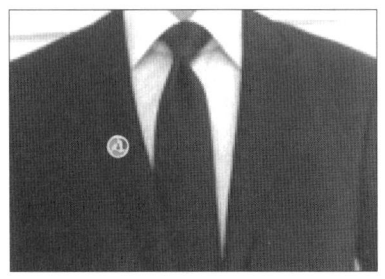

옷에 기마크를 부착한 모습

(5) 해마크의 발견 - 맥 조절 우수

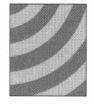

〈해마크 배지와 스티커〉

필자는 수많은 디자인을 실험하여 어느 것이 음양맥상 조절에 도움이 되는가를 연구하다가 해마크를 발견하게 되었다.

해마크는 햇볕, 물결·생명력·열의 파장을 상징하며, 특히 계절로 보면 동쪽(봄)에서 동남쪽(초여름)의 방향으로 계절 순행 방향이 시계 방향이다.

이 동남(東南) 방향의 초여름은 만물이 번성하는 시기로 생명력이 가장 강한 시기이며 청록색의 절기(節氣)이다.

그래서 해마크 사각은 동남 방향, 초여름을 상징한다.

원형·타원형은 남쪽, 여름철에 초목이 가장 번성하는 시기와 위치를 의미한다.

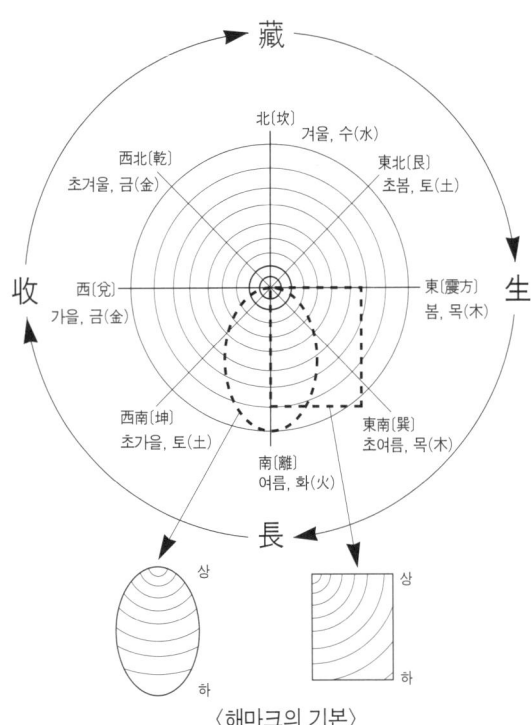

〈해마크의 기본〉

※ 방향, 계절은 시계 방향이므로 아드레날린의 좌상승을 억제한다. 해마크는 천지자연, 사계절의 변화, 동남향, 초여름·한여름을 상징하며, 시계 방향의 이치를 의미하며, 시각이 감지하는 순간 아드레날린을 억제한다.

기타의 색깔, 방향은 효과반응이 완전하지 못하였다. 해마크를 이용할 때는 상하를 분명히 구분해서 붙여야 한다.

 역시 해마크도 요통이 있는 쪽 복부 앞에 붙이되 배꼽에서 2~4cm 지점에 붙이며, 심한 요통이면 2~3개를 부착한다.

 이러한 기마크·해마크를 목걸이 메달, 타이스링, 탁상 메달, 귀걸이 등에 이용하고 있다.

 요통을 예방하고 낫게 하는 데 큰 도움이 되며, 평상시에도 기마크·해마크를 부착시키면 교감신경 저하, 혈액순환을 왕성하게 하는 데 도움된다.

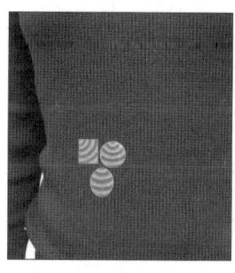

해마크를 복부에 붙인 모습
(우측 요통일 때)

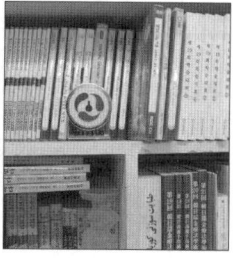

기마크 메달을 책장에 비치하여 시각으로 감지한다.

구체적인 통증일 때는 금봉이나 통침봉 자극이 한결 빠르다.

※ 서암크림의 이용

요통·디스크가 있는 부분은 교감신경의 긴장으로 모세혈관이 수축되면 해당 피부에서도 모세혈관 수축으로 건조현상이 나타난다.

이때 서암크림의 강력한 보습 작용과 건조함으로 피부가 과민한 것을 진정시키는 반응이 우수하다.

요통이 있을 때 수시로 허리 부위에 서암크림을 발라 주면 피부 긴장 해소와 보습 작용이 탁월하여 허리 근육을 부드럽게 하는 데 도움된다.

제3장 허리 디스크

1. 허리 디스크가 일어나는 부위

허리 디스크가 일어나는 부위는 제3·4·5요추에서부터 제1천골 사이에서 일어나는데 이 부분의 디스크는 매우 복잡 다양하다.

허리 디스크는 엑스레이(X Ray) 검사 등을 통해서 파악할 수 있으나 엑스레이로 촬영하는 것보다 서금요법으로 더욱 안전하게 구별하고, 어느 장부에서 발생된 것인가도 알 수가 있다.

일반적으로 디스크는 요추 디스크만 판단하였지, 장부와 관련된 판단은 거의 없다.

필자가 오랫동안 연구하면서 하나의 원칙을 발견했다.

골반 좌우 상단, 장골 상단(손으로 만졌을 때)을 좌우 연결시키면 제3~4요추의 중간을 지난다(엑스레이상으로는 제4~5요추이나 손으로 만지면 지방 때문에 제3~4요추에 해당한다). 제3·4·5요추는 극돌기로 확인한다.

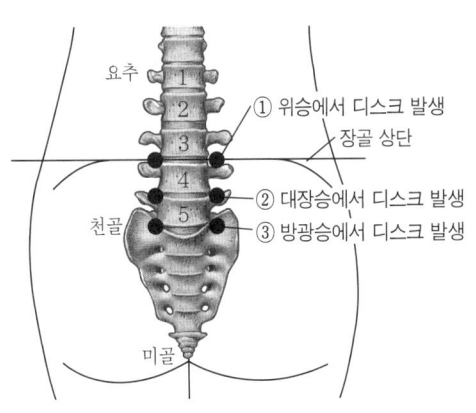

① 디스크는 대체로 편측(片側)에서 많이 일어난다.
위의 그림에서 ①은 위승, ②는 대장승, ③은 방광승인데, 이들이 좌우에서 복잡하게 중복되거나 편측에서 나타난다.

② 요추 디스크 위치를 판단하는 복진법(腹診法)
필자는 오랫동안 서금의학을 연구하면서 삼일체형(體型)을 연구하였고 따라서 복진법도 연구하게 되었다.

복진(腹診)의 경우는 다음과 같다.

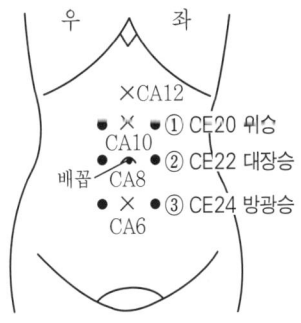

위의 그림은 복부에 있는 위금경이다.

CE는 위금경을 의미한다. 배꼽에서 2촌(약 4cm) 지점의 복부 근육을 압진해 본다. ①, ②, ③번 중에서 제일 아픈 지점이 해당 장부와 요추 디스크에 해당한다.

즉, 좌측에 과민압통점이 있으면 좌측으로 디스크가 발생하고, 우측에 과민압통점이 있으면 우측으로 디스크가 발생한다.

①·②·③번 중에서 똑같은 압력으로 꼭 눌렀을 때 가장 예민하게 아픈 지점이 디스크 해당 부분이다.

(1) 대장승증 디스크(제4~5요추 사이)

좌측 CE22에 과민통증이 있다면 좌측 제4~5요추 디스크이다〈배꼽에서 CE22까지는 2촌(약 4cm)이다〉.

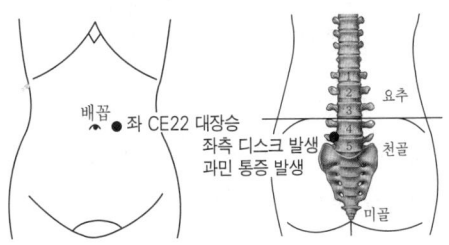

만약 우측 CE22에서만 과민점이 나타나면 우측 제4~5요추 추간판 탈출증이다.

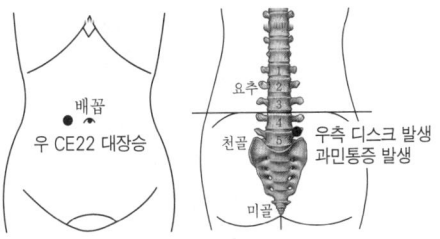

※ 만약에 좌우 CE22가 모두 과민통증이면 좌우 모두 제4~5요추 디스크 통증이다.

(2) 방광승증 디스크(제5요추와 제1천골 사이)

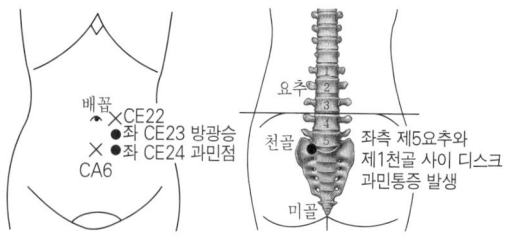

좌측 CE23·24에서만 과민점이 나타나면 방광승이다. 이때 디스크는 좌측으로 제5요추와 제1천골 사이에서 발생하고 과민압통점이 나타난다.

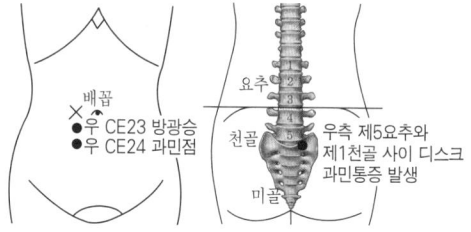

이때 좌우 CE23·24에서 과민점이 나타나면 좌우에서 디스크가 발생한다.

압통점 위치가 모두 자극 지점이다.

(3) 위승증 디스크(제3~4요추 사이)

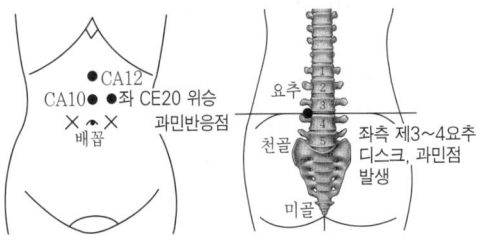

좌측 CE20이나 CA12에서 과민점이 발생하면 위승증이다. 이때는 좌측 제3~4요추 디스크이면서 과민점이 나타난다.

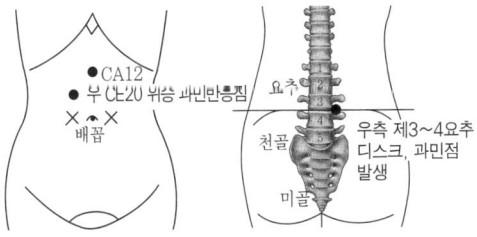

우측 CE20에서 과민점이 발생하면 우측 제3~4요추에서 디스크가 발생하고 과민점이 나타난다.

만약 좌우 CE20에서 모두 과민점이 나타나면 좌우 모두 제3·4요추 디스크이다.

(4) 혼합 디스크

디스크는 여러 가지 원인에 따라서 단순하지가 않다. 다음과 같은 경우도 있다.

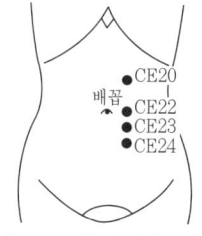 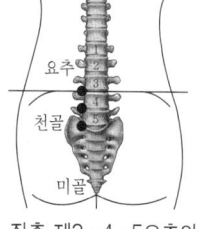

좌측으로 모두 과민점이면 위승·대장승·방광승으로 발생

좌측 제3·4·5요추와 제1천골간 추간판 탈출증

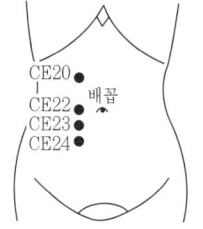 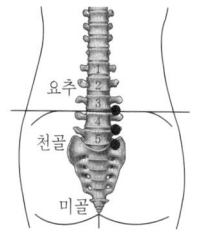

우측으로 모두 과민점이면 우측 위승·대장승·방광승 압통점

우측 제3·4·5요추와 제1천골간 디스크

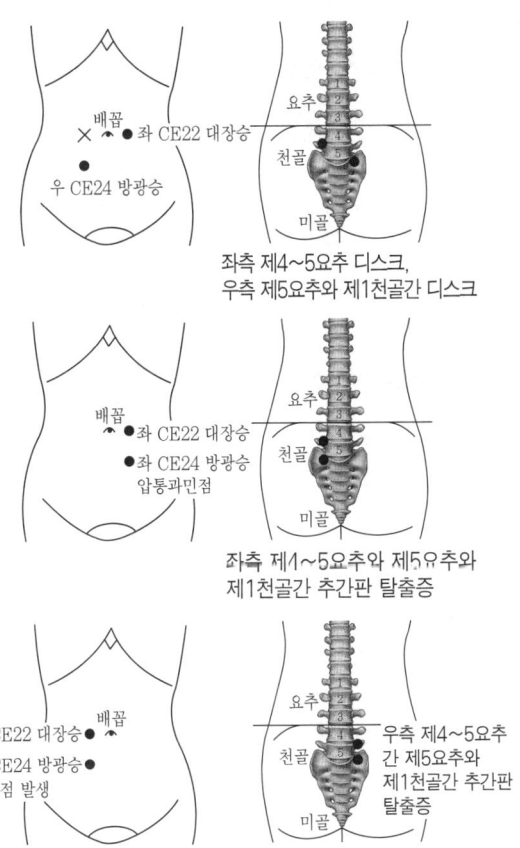

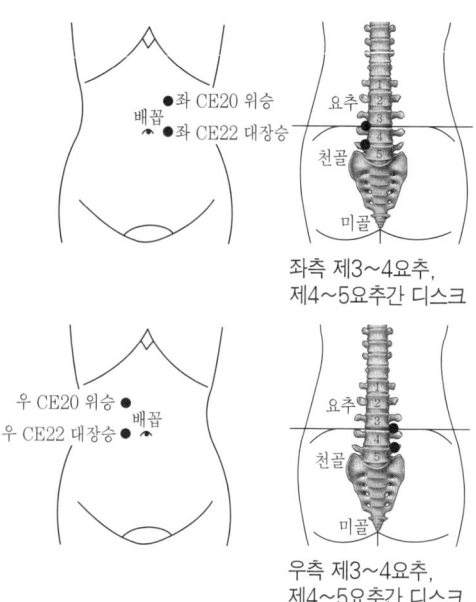

좌측 제3~4요추,
제4~5요추간 디스크

우측 제3~4요추,
제4~5요추간 디스크

추간판 탈출증은 위와 같이 복잡한 양상이다. 그러므로 디스크는 수술, 비수술 등의 방법으로 쉽게 치료를 할 수가 없는 것이다. 반드시 재발되거나 완전 치료가 어렵다.

2. 요추와 천골의 척수신경 분절

위에서와 같이 추간판이 탈출되면 주위에 있는 해당 척수신경을 손상시켜 척수신경의 분절을 따라 골반부에서 대퇴부·하지부 심지어 발가락에까지 증상이 나타난다.

디스크 초기에는 마비감·냉감·무력감·저림·둔통 등이 나타난다. 결국에는 운동장애·무력감 때문에 보행이 불능하게 된다.

그림에서 C는 경추신경, T는 흉추신경, L은 요추신경, S는 천골신경을 표시한다.

요통·디스크를 일으키는 부위는 요추신경과 천골신경이다.

L1은 제12흉추와 제1요추 사이에서 나오고, L2는 제1~2요추 사이에서 나오고, L3은 제2~3요추 사이에서 나오며, L4는 제3~4요추 사이에서 나오고, L5는 제4~5요추 사이에서 나오고, S1은 제5요추와 제1천골 사이에서 나온다.

편의상 제5요추와 제1천골 사이에서 디스크가 가장 많이 발생하므로 제1천수신경근부터 소개한다.

〈척추신경분절의 분포 영역〉

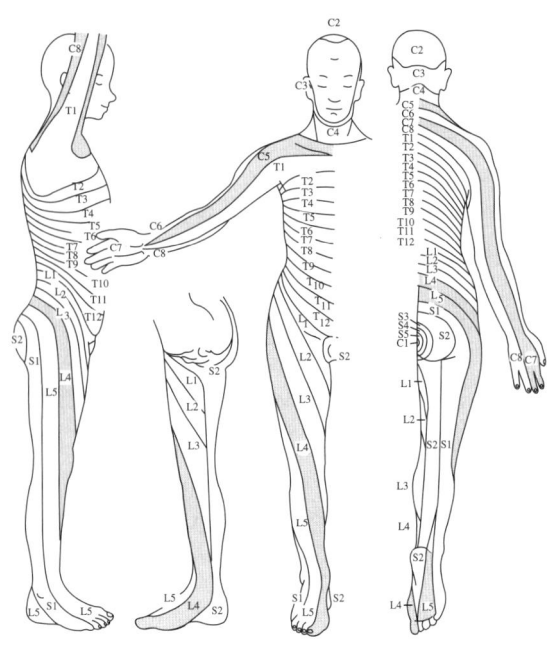

※ 척추의 감각신경인 표피신경은 분절로 나타난다.

(1) 제5요추~제1천골간 디스크 반응

제1천수신경은 제5요추와 제1천골 사이에서 나온다.

제1천수신경이 압박을 받으면 요통·하지통, 하퇴 후면에서 다리 외측(바깥쪽)에 걸쳐서 저리고 장딴지에 압통이 온다.

〈제5요추~제1천골간 디스크 반응도〉

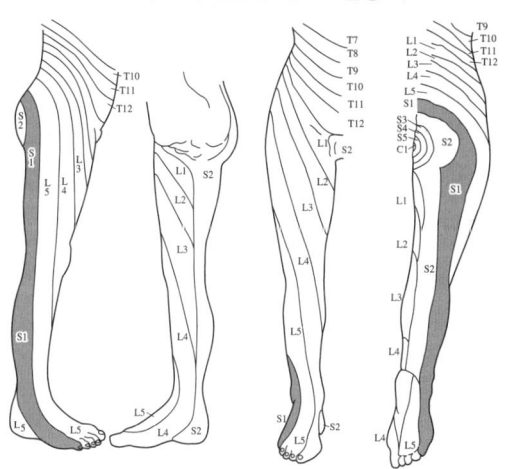

※ 제5요추와 제1천골 사이에 추간판 탈출증이 심하면 S1을 따라서 통증이 나타난다(새끼발가락 쪽으로 증상이 나타난다).

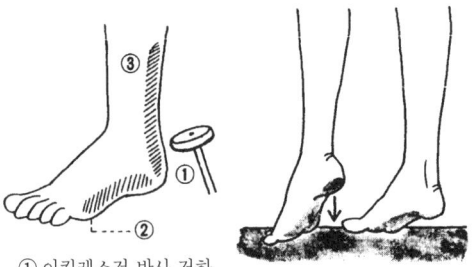

① 아킬레스건 반사 저하
② 족관절 저굴(底屈) 근력 저하
③ 배복근부 압통 · 하퇴 전면에서
   다리 바깥쪽에 걸친 지각 둔마(鈍痲)

〈제1선수 신경근 장애〉

아킬레스건 반사에 이상이 오고 발뒤꿈치의 근력이 약해지고 새끼발가락 쪽으로 지각마비가 나타난다.

(2) 제4~5요추간 디스크 반응

제5요수신경은 제4요추와 제5요추 사이에서 나온다.

이 부위에서 디스크가 발생되면 제5요수신경이 압박을 받으면 요통 · 하지통 · 척추 운동곤란증 · 측만 변형(옆구리 자세 변형)과 무릎 아래에서

〈제4~5요추간 디스크 반응도〉

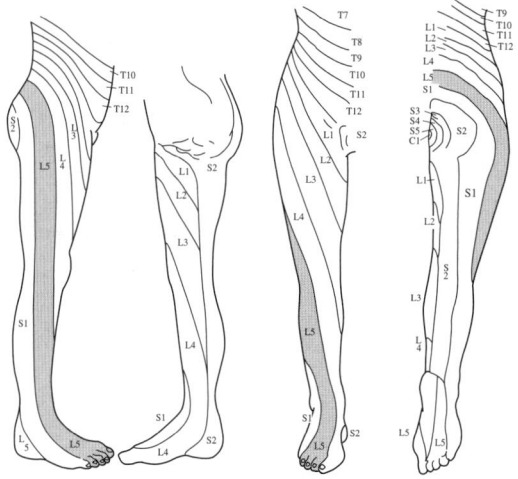

※ 제4~5요추 사이의 추간판 탈출증이 심해지면 L5를 따라서 하지(下肢)까지 통증이 나타난다(제2·3·4발가락으로 증상이 나타난다).

담·위금경상으로 발등에 걸쳐 저리고 무력감이 나타나고, 제2·3·4지(趾)의 발가락 무력감·저림·마비감이 나타난다. 발가락이 발등 쪽으로 젖히는 힘이 떨어진다. 하퇴(下腿)의 위금경을 누르면 과민압통점이 나타난다.

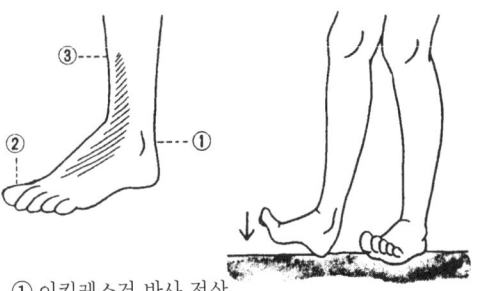

① 아킬레스건 반사 정상
② 족관절 배굴근 · 장무지 신근력 저하
③ 하퇴 전면 압통

〈제5요수 신경근 장애〉

(3) 제3~4요추간 디스크 반응

제4요수신경은 제3요추와 제4요추 사이에서 나온다.

제3~4요추간 디스크는 위에 비하여 발생 빈도가 낮다. 제4요수신경에 압박을 받으면 대퇴에서 하지 안쪽 부분이 저리고 넓적다리의 근육이 빠지면서 압통이 있다. 그리고 엄지발가락 부위에서 마비감 · 저림 · 무력감이 나타난다.

〈제3~4요추간 디스크 반응도〉

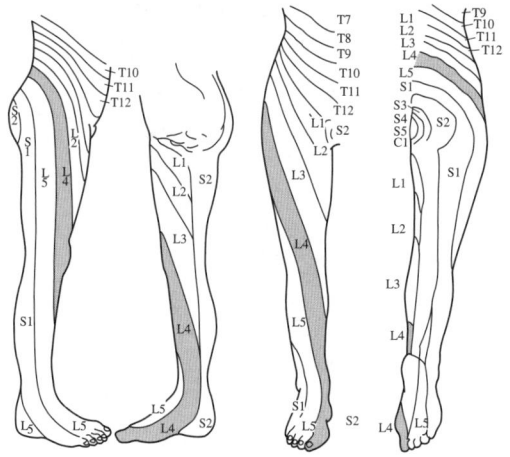

※ 제3·4요추 사이의 추간판 탈출증이 심하면 L4를 따라서 하지(下肢)까지 통증이 있다. 위금경(胃金經)과 담금경(膽金經)을 지나 비금경(脾金經)까지 펼쳐진다. 엄지발가락에 증상이 나타난다.

※ 엄지발가락은 L4 요수신경 분절(제3~4요추간 디스크)
제2·3·4발가락·발등·발바닥은 L5 요수신경 분절(제4~5요추간 디스크)
발가락 제5지(외측)은 S1 천수신경 분절(제5요추와 제1천골간 디스크)

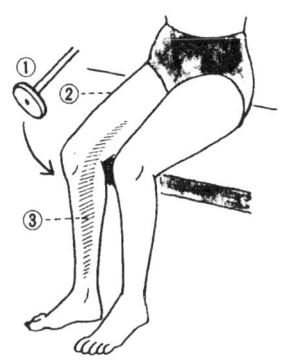

① 슬개골 반사 저하
② 대퇴사두근 위축·압통
③ 대퇴·하퇴 내측면 지각 둔마

〈제4요수 신경근 장애〉

3. 추간판 탈출증의 병변

(1) 추간판의 구조와 작용

추간판은 척추골과 척추골 사이에 있는 것으로 둥그런 구조의 섬유륜과 중앙부의 수핵으로 되어 있다. 섬유륜의 바깥쪽은 인대로서 보강되어 있고 상하면은 상위 척추체와 하위 척추체 사이에 에워싸여 밀봉된 곳이다.

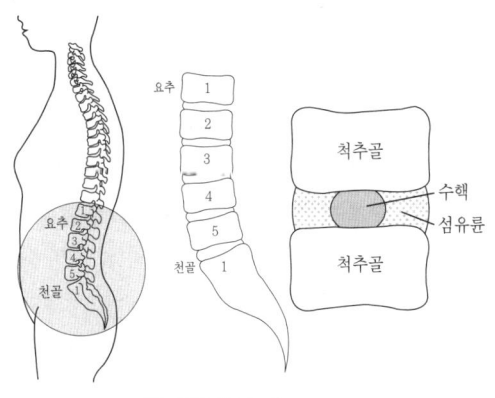

〈추간판의 구조〉

차로 비유하면 섬유륜은 타이어이고 수핵은 타이어 속의 공기에 해당한다. 타이어가 무거운 차를 받칠 수 있는 것은 그 속에 압축된 공기가 있어 탄력성이 있기 때문이다.

추간판은 섬유륜의 탄력성과 수핵의 풍부한 수분의 작용 때문에 놀라운 완충 작용을 나타낸다.

핀네슨(Finneson. B. E)이라는 사람이 측정한 결과에 의하면 체중 70kg의 사람이 서 있는 것만으로 제3요추 추간판에 약 100kg의 힘이 실리며, 가볍게 머리를 수그리는 것만으로도 150kg이나 하중이 실리며, 의자에 앉아서 머리를 숙이는 정도의 인사를 하면 180kg의 힘이 실린다고 한다. 누워 있을 때 제3요추에 실리는 하중은 25kg으로 감소되고, 옆으로 누우면 75kg으로 줄어든다고 한다.

추간판의 수분 함유량이 변하지 않으면 수핵이 줄어들지 않으나 출생 직후에는 약 90%이었던 수분이 성장과 함께 줄어들어 70세가 되면 65% 정도로 감소한다고 한다.

추간판의 탄력성도 나이가 들어감에 따라서 줄

어들고 추간판의 폭도 줄어든다. 나이가 들면 등이 둥글고 구부러져서 고관절과 슬관절의 높이가 감소되기 때문이다.

수핵의 수분 함량은 하루 중에도 차이가 있다. 몇 시간 누워 잠을 자면 추간판이 늘어지면서 추간판의 폭도 두꺼워지고, 오래 서 있으면 약간 얇아진다.

특히 성장기 아이들은 아침에 일어나서 재면 1cm 이상 자랄 때가 있다.

탄력성을 잃은 추간판은 추간판이 커지는 일이 거의 없고 설사 추간판이 커져도 미량이다.

척추골은 위에서 아래로 갈수록 크고 튼튼한 뼈로 이루어져 있다. 이것은 서 있는 중력을 지탱할 목적이다. 인간은 특히 요추골이 크며 대부분은 추체가 크다. 따라서 추간체도 크다.

척추에 가해지는 스트레스는 70%가 추간판에서 받고 있으며, 30%가 추골 사이에 있는 추간관절 등 후방의 구조물로서 받쳐져 있다.

요추에서는 추간판의 작용이 매우 중요하다.

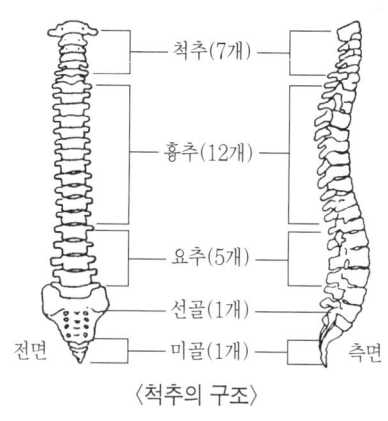

〈척추의 구조〉

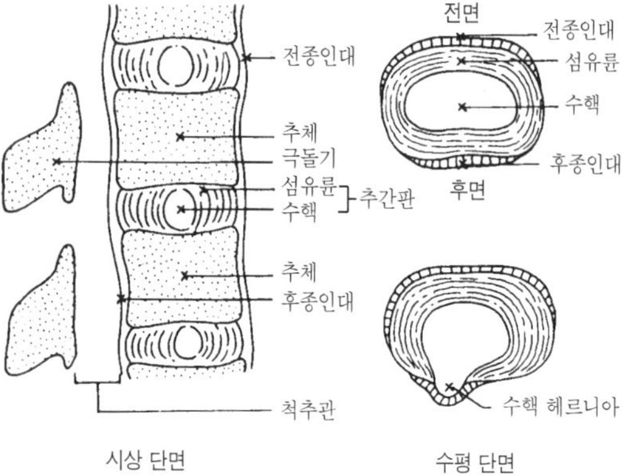

〈추간판의 구조〉

(2) 요통이 생기는 구조

요추에서는 각 수절(髓節)에서 나오는 척수신경이 후지(後枝)와 경막지(硬膜枝)가 중요한 역할을 한다. 후지는 척수신경에서 갈라진 다음, 다시 외측지(外側枝)와 내측지(內側枝)로 갈라진다.

요추나 그 주위 조직의 어느 부분에 외상이나 병변이 생기면 그 부분에 분포하는 신경종말이 자극받아 아픈 자극으로 척수신경의 후근(後根) 성장을 지나 척수에 도달하고, 다시 뇌로 보내져 통증을 인지하게 된다.

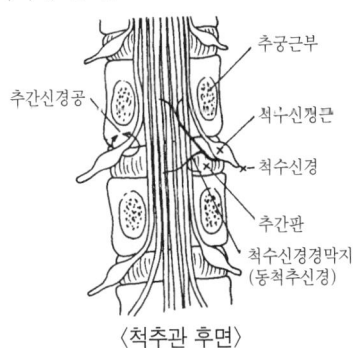

〈척추관 후면〉
척추관내 구조를 표시하기 위해 추궁은
생략하고 추궁근부만을 표시한다.

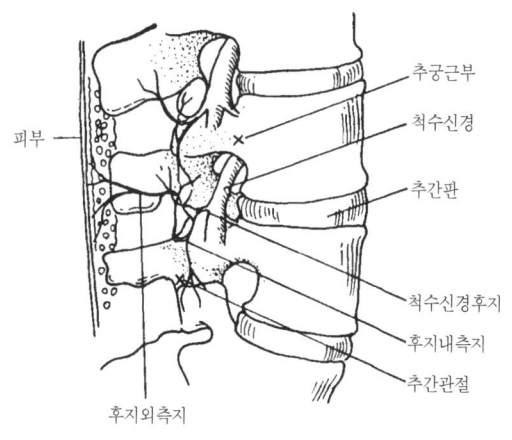

〈척추 측면〉
척수신경은 추간신경공을 나온 직후 가지를
내어 이것은 내측지와 외측지로 갈라진다.

4. 요추 추간판 탈출증 (헤르니아, 디스크)

추간판의 탈출은 수핵이 섬유륜에 생긴 틈을 통하여 밖으로 튀어나온 상태이다. 추간판의 탈출은 크기, 신경근의 상대적인 위치, 환자의 나이에 따라 변화가 있다.

추간판이 탈출되는 원인은 체위 변화, 무거운 물건 들어올리기, 외상, 노동과 컨디션이 나쁠 때이다. 즉 과로·피로가 누적되면 추간판 탈출이 될 수 있다.

추간판 탈출증에 대한 일부 통계 자료를 보면 남성은 147명, 여성은 57명으로 2.6배나 남성이 많다.

연령별로는 20대가 가장 많고, 30대가 그 다음이며, 40~50대는 비교적 드물다고 하는데 최근에는 40~50대도 많이 나타나는 양상이다.

(1) 추간판 탈출증이 많이 일어나는 가장 큰 이유

추간판 탈출증이 가장 많이 일어나는 부분은 서금의학적인 관점에서 보면 양실증 환자에게서 제일 많이 발생하고, 다음이 음실증 환자이다. 그리고 신실증 환자에게서는 그리 많지 않다(양실증·음실증·신실증 체형은 서금의학의 장부 허승을 구분하는 병 체형 구분 방법이다. 소위 한의학에서 말하는 사상체질이라는 것과는 근본적으로 차이가 있다).

양실증·음실증에서도 방광승으로 인한 제5요추와 제1천골 사이와 대장승으로 인한 제4~5요추간 탈출증이 전체 디스크의 95% 이상을 차지한다.

방광승의 이면에는 비승·심승·담승·신허로 인한 것도 나타나고 대장승·위승·간승에서도 나타나는 경우가 있다.

이러한 방광승·대장승으로 인한 것은 곧 심승을 의미하는 것으로 아마도 요추에 있는 교감신경의 과민증과 아울러 방광·대장에서의 교감신경의 과민증으로 인해 추간판으로 들어가는 모세혈관의 수축으로 수핵량이 줄어드는 것이 가장 큰 원인으로 판단한다.

대장이나 방광에 분포되어 있는 교감신경이 좌측인가 우측인가의 긴장 상태에서 디스크가 발생하고 있다.

※ 삼일체형(체질)이란?

1972년경에 필자가 개발한 이론과 구별법으로 장부의 허승을 구별하는 방법으로 질병이 있을 때 나타난다.

삼일체형은 양실증·음실증·신실증이 있어서 좌우의 각 장부 허승을 구분하는 데 있다.

삼일체형은 복진법으로 확인한다. 남자는 좌 양실승(대상승·산승·심승)이 낳으며, 비만인은 음실증(비승·방광승)이 많고, 여성 질환은 거의 신실증이다.

복진의 형태가 다양하다.

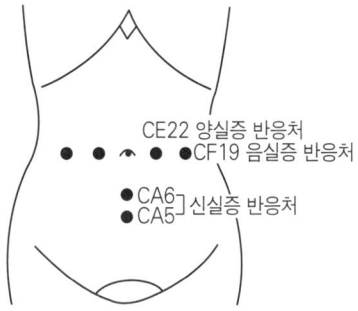

허리 디스크는 주로 양실증 반응처에서 가장 많고, 대장승은 음실증 · 양실증에서도 나타난다. 좌우는 완전히 별개로 나타난다.

인간의 좌우는 동일한 곳은 하나도 없다. 외형을 보고 판단하는 것이 아니라 복진을 통해서만이 가능하다. 자세한 내용은 『고려수지침강좌』, 『최신수지침』 등을 참고한다.

삼일체형의 장부 허승 배당은 다음과 같다.

양실증: 대장 · 방광 · 위 · 간 · 심 · 심포승

음실증: 비(심 · 폐) · 방광 · 담승

신실증: 신 · 간 · 폐 · 위 · 삼초 · 소장승

(2) 추간판 탈출증이 생기는 과정

추간판에 수핵이 줄어들면 수핵 모양이 쭈그러들어 섬유륜에서 가장 힘을 많이 받는 쪽으로 집중이 된다.

사람들은 보통 좌측 힘이 약하다. 우측처럼 많은 힘을 동일하게 사용하다 보니 주로 좌측으로 수핵이 집중되어 좌측 탈출증이 생긴다.

허리에 미치는 하중이 좌우가 동일하면 디스크 탈출도 잘 생기지 않으나, 좌우의 하중에 차이가 나고 교감신경과 과민긴장도에 따라서 수핵량이 부족하면 탈출증이 생긴다.

척수에서는 양쪽에 가지 같은 신경근이 나와 있다. 흉추부에서는 늑간신경으로 척수신경분절이 수평 방향으로 뻗고 있으나, 요추부에서는 서서히 척수신경분절이 비스듬히 하향 방향으로 향하여 하지로 분포되고 있다.

척추관의 추간판 후면은 후종인대가 덮혀 있고 이 인대 중앙 부분은 두껍고 양쪽은 얇다. 이 약한 부분으로 수핵이 집중되어 섬유륜이 밀려 나와 신경근을 압박하는 데서부터 통증이 시작된다.

# 제4장 허리 디스크를 낫게 하는 법

1. 디스크를 다스리는 부위의 연구

 손에서는 교감신경 부위에 자극을 주면 전신의 교감신경을 저하시키고, 부교감신경을 우위로 조절하므로 혈액순환을 촉진시켜서 허리의 모든 통증을 낫게 할 수 있다.

 그렇다고 손 부위의 아무 곳이나 자극 주는 것이 아니라 반드시 서금요법의 이론에 따라서 자극을 주어야 한다.

(1) 상응요법(손은 인체의 축소판)

고려수지침·서금요법의 기본 원리 중에 하나가 상응요법이다. 필자가 상응요법의 원리를 세계 최초로 발견한 것은 1971년경이다. 상응요법을 연구하고 실험하면서 14기맥과 345개(현재는 404개)의 요혈(要穴)을 찾아 완성한 것이 1975년이다. 처음으로 『고려수지침과 14기맥』을 발행한 것이 1975년 10월 5일이며, 이 날을 '고려수지침의 날'로 기념하고 있다.

상응요법의 원리는 손은 인체의 축소판으로 인체의 모든 질병에 대한 병적 반사가 손의 상응부위에 모두 나타난다는 이론이다.

병적 반사라 하면 수로 교감신경의 신상과빈섬, 압통반응점이다. 이 압통반응점을 상응점(相應點)이라고 하며, 상응점에 여러 가지의 자극을 주어 반응점을 해소시키면 인체의 해당 교감신경도 저하되어 질병이 나아지는 이론이다.

요통·디스크에 있어서도 이러한 손의 상응 이론을 잘 알아야 쉽게 요통을 낫게 할 수 있다.

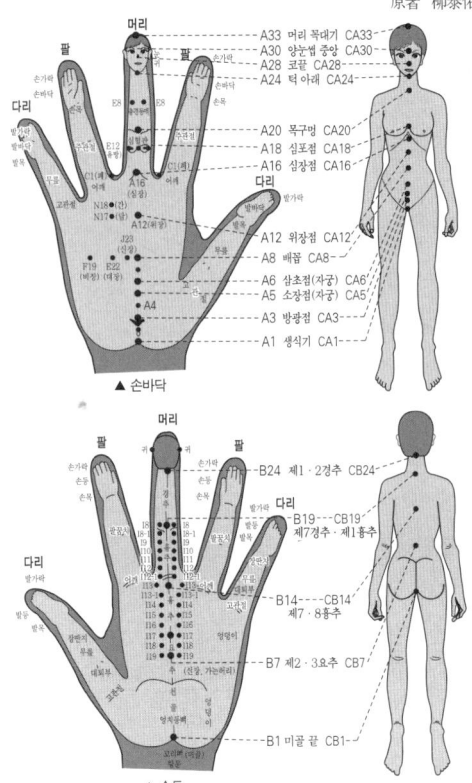

손바닥은 인체의 전면이고, 손등은 인체의 후면 부위이다.

중지는 사람의 머리 부위이고, 제2·4지는 양쪽 팔 부위이고, 제1·5지는 양쪽 다리 부위이다.

손바닥은 복부의 상응부위이고, 손등은 사람의 척추·등줄기에 해당한다.

중지 앞쪽의 끝마디와 손끝 사이는 사람의 얼굴 부위로서 중간이 코, 끝마디와 코와의 중간이 입, 코 지점에서 손끝까지가 머리 부분이며, 코 상단 양쪽이 눈 상응점이고, 손톱 양옆 양쪽 부분이 귀의 상응부위이다.

중지의 끝마디는 턱 밑 목 관절이고, 중지의 가운데 마디는 목구멍 부위이고, 중지의 첫째 관절 부위는 명치끝이고, 손바닥의 중심은 사람의 배꼽이고, 손목에서 손바닥 쪽의 횡선 무늬(손끝 쪽)에서 약 5mm 지점이 생식기 지점이다.

A8이 배꼽 지점이며, A8을 중심으로 중지 첫 마디까지가 상복부에 해당하고, A8에서 손목까지는 하복부의 상응 지점이다.

제2·4지에 끝마디는 손목 관절, 가운데 마디는 팔꿈치 상응 부위, 첫째 관절은 견관절에 상응한다.

제1·5지에서 끝마디는 족관절 상응 부위이고, 가운데 마디는 슬관절 상응 부위이고, 제1·5지의 첫째 마디는 고관절에 해당한다.

손등 중지에서 중앙은 척추에 상응하고, 인체의 각 부분이 배당되어져 있다.

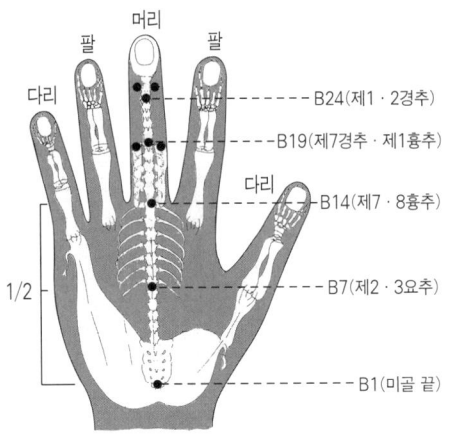

〈손등 - 인체의 후면 부위〉

손등에서 제3중수골이 척추골에 해당하며, 특히 손등 손목쪽 B1은 미골, 항문에 관련된다. B1은 항문과 미골에 해당하고 그림에서 B1과 B7 사이가 바로 허리 부분이다.

이러한 상응 부위에서 과민점을 찾아 제일 민감한 압통점이 곧 상응점이며, 그 위치에 서금요법으로 자극을 주면 많은 통증을 낫게 할 수 있다.

손바닥의 A1에서 A8까지가 하복부이며, A12가 위장 지점이다.

요통·디스크는 A8 주위와 하복부 장기의 기능 이상에서 나타나는 질환이다.

(2) 금경·금혈의 요혈처

 동양의학은 경락·경혈에 침·뜸으로 자극 주는 방법이며, 경락혈의 연구는 2천 년 정도되는 것 같다.

 「침구대성(鍼灸大成)」(명나라 때의 침구 서적)에 의하면 침술의 최고 원전인 「황제내경(黃帝內經)」은 한 시대에 한 개인에 의해 쓰여진 것이 아니며, 각 문헌에 나타난 건강 상식을 집대성한 것으로 보여진다고 하였다. 「황제내경」이 종합 저술된 것이 1,500~2,000년 전으로 추정한다.

 「황제내경」의 경락 이론이 완성되기까지 고시(古時)에는 단편적 경락을 연구하다가 연결한 것이 소위 경락이라고 하는 것 같다. 경락 이론은 매우 복잡하고 다양하나, 혈처는 361혈(354혈)로 보고 있다.

 필자는 경락침을 오랫동안 연구하다가 음양맥진법으로 확인하면서 스테인리스 침으로 경혈에 침 자극 실험한 결과로는 음양맥상을 조절하는 사례는 거의 없고, 난치성 맥상을 제외한 일반 맥상은 거의 모두 악화된다는 사실을 알게 되었다.

음양맥상을 악화시킨다는 것은 교감신경을 긴장시키거나 항진시킨다는 의미이다. 이 과정에서 도파민의 과잉 분비에 의한 기분상의 각성효과라고 보아지는 것이다.

그런데 이상한 것은 올바른 경혈에 침·뜸을 자극하면 음양맥상이 더더욱 악화되었고, 일반 피부나 경락에서는 악화반응이 미약하였다.

피부는 거의 모두 비슷한데 어느 부분에서 더욱 악화시킨다는 사실을 발견하면서 여기에 무엇이 있다고 생각하고 서금의학적(瑞金醫學的)으로 연구하면서 경혈·경락의 문제점을 보완·개편한 것이 새로운 금경(金經)을 발견하게 된 것이다. 금경은 매우 구체적이고 과학적이다.

금경과 금혈(404개)이 있으며 이 중에서도 요통·디스크와 밀접한 관련이 있는 요혈들을 알아본다.

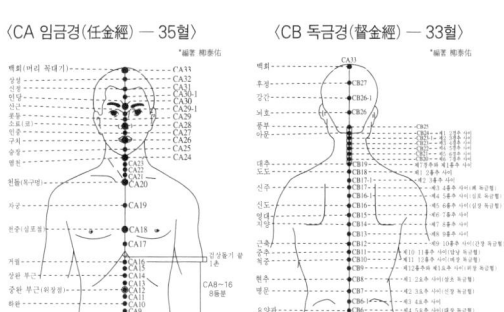

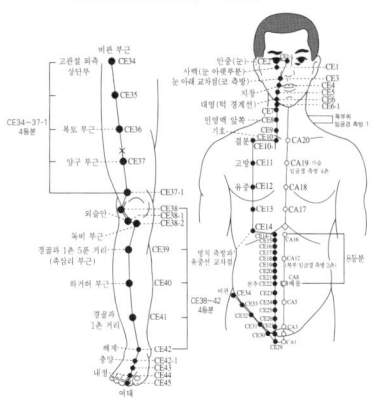

※ 14금경은 전래 14경락과는 많은 차이가 있다.
　금경금혈은 과학적 실험·입증이 가능하다.

〈CD 대장금경(大腸金經) — 25혈〉

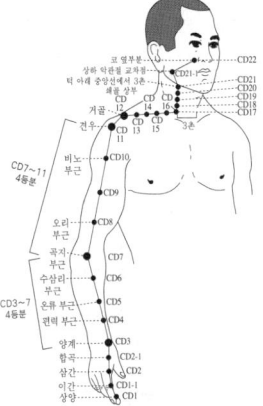

〈CI 방광금경(膀胱金經) — 51혈〉

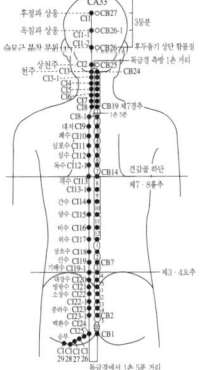

125

① 복부의 중요 금혈

복부의 중요 금혈은 앞에서도 언급하였으나 좀 더 구체적으로 설명하면 다음과 같다.

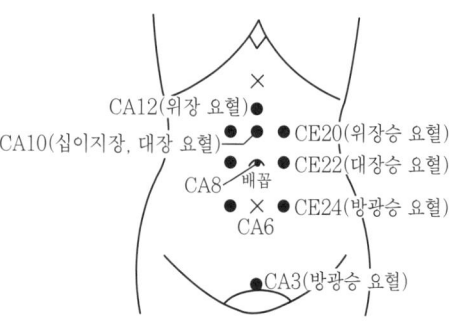

※ 위장 요혈: A12 · 14, E20
　대장 요혈: A3, E22
　방광 요혈: A3, E24

복부 정중선이 임금경(任金經)이고, 복부 정중선에서 2촌(서금요법에서는 환자의 손바닥, 중지 제2절(가운데 마디) 횡문 길이를 1촌으로 한다(1촌은 약 2cm 정도, 소아들은 차이가 난다).

2촌이 바로 위금경(胃金經)의 요혈이다.

〈허리 부분의 요혈〉

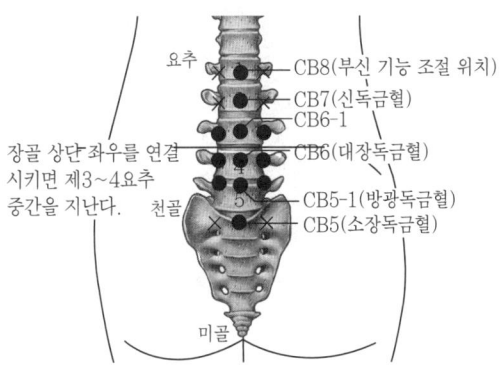

※ 척추 중앙에서 5푼(0.5촌) 지점은 CB$^+$ 지점으로 녹금혈의 주요 보조 힐서이다. 제3·4·5 요추와 제1천골 사이 5푼 지점에서 디스크 과민점 통증이 나타난다. 초기에는 과민점이 없다가 심할 때 압통점이 나타난다.

⟨CB8 · CB8⁺ · CB8⁺⁺ 요혈⟩

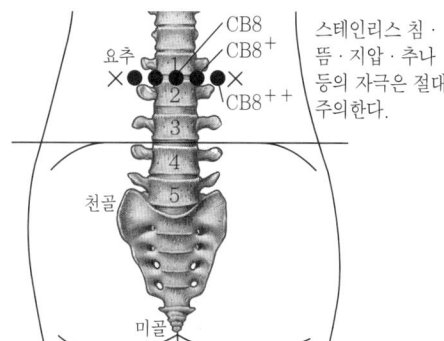

※ CB8은 삼초독금혈로 부신 호르몬을 조절시킨다. 부신수질에서 노르아드레날린·아드레날린, 부신피질에서 스테로이드·알도스테론·코르티코스테론·코르티솔(cortisol) 등의 호르몬을 분비한다.

CB8, CB8⁺, CB8⁺⁺ 등에 금경술로 자극 주면 부신 호르몬을 조절할 수 있다. 디스크는 이들 호르몬의 분비 이상에서 발생시키므로 CB8의 이용은 중요하다.

좌측 디스크일 때 좌측 CB8⁺, CB8⁺⁺를 이용하고, 우측 디스크일 때 우측 CB8⁺, CB8⁺⁺를 이용한다.

허리의 CB8, CI18에 침·뜸 자극은 맥상과 증상을 악화시키기 때문에 절대 주의한다.

〈CB5-1⁺, CB6⁺, CB6-1⁺ 요혈〉

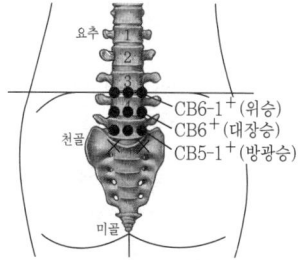

※ CB에서 5푼 지점, 추골 극돌기와의 사이이다. 디스크가 발생되어 악화되면 극심한 과민통증이 나타나는 위치에 좌측 디스크는 좌측에서, 우측 디스크는 우측에서 나타난다.

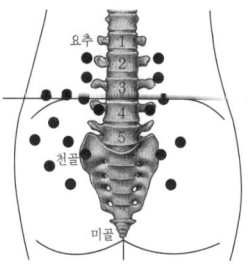

※ 디스크로 나타나는 압통점(상태에 따라서 다르다)이다. 통증이 많고 넓으면 반드시 서금요법 자극을 한다(손등 상응점만 자극). 이들 통증이 거의 대부분 없어지고 한 곳 통증만 남을 때 통침봉이나 금봉으로 직접 아픈 부위를 자극한다.

2. 제1단계의 허리 디스크를 다스리는 법

(1) 허리 건강 관리법

요통이 심하여 허리를 마음대로 움직일 수 없다면 다음의 방법을 먼저 실시한다.

① 무거운 물건을 들 때 조심해야 한다.

가급적 무거운 물건은 들지 말 것과 무거운 물건을 들어도 허리를 굽히는 자세에서 허리에 힘이 들어가지 않게 해야 한다.

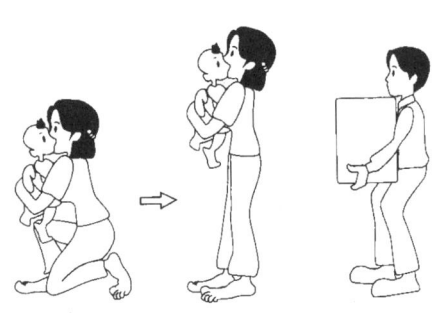

※ 허리는 그대로 두고 무릎을 굽혀서 들고 서서히 일어서고, 물건을 꼭 들어야 하는 경우 몸 가까이 붙여서 드는 것이 좋다.

② 허리 운동을 갑자기 심하게 하지 않는다.

모든 운동을 하기 전에 반드시 준비 운동을 한 다음에 운동을 한다(기강운동을 실시한 후에 운동한다).

③ 허리 자세를 똑바로 하여 허리의 하중을 적게 한다.

서 있거나 앉은 자세에서 머리가 앞으로 굽어지면 허리에 많은 양의 하중이 모이게 되어 허리 통증의 원인이 된다.

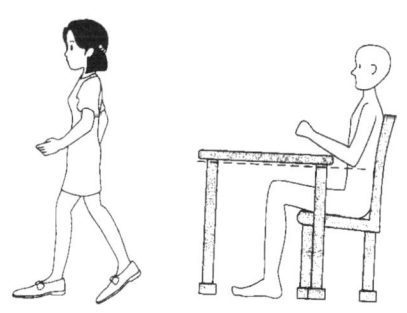

※ 앉거나 서거나 걸을 때 허리를 똑바로 펴야 허리에 하중이 덜 간다.

앉거나 서거나 걷거나 할 때 허리를 똑바로 펴야 한다. 똑바로 펼 때 허리에 하중이 덜 간다.

④ 누워 잘 때도 똑바로 드러눕고, 옆으로 눕는 것은 가급적 삼간다.

간혹 발을 올려 다리의 혈액순환을 개선시켜 준다.

⑤ 허리도 따뜻하게 보호하여 준다.

너무 뜨거운 핫백은 오히려 허리 근육의 이완으로 요통의 원인이 될 수 있다. 체온보다 약간 높은 온도가 좋다. 그러나 목욕탕 속에 들어가 있는 것은 허리 긴장의 원인이 되므로 가급적 2~3분 후에 나온다. 장시간 있는 것은 교감신경 항진의 원인이 된다.

⑥ 사람은 태아일 때 어머니 배 속에서 쪼그린 자세로 있다.

태생이 쪼그리고 있는 것이 인간이다. 쪼그리고 있다가 허리를 펴는 관계로 항상 펴고 있으면 허리 피로의 원인이 된다.

허리가 피로하여 통증을 느끼면 태아에 있을 때

처럼 허리를 안쪽으로 바짝 굽히고 앉아 있는 스트레칭을 반복하면 허리의 피로가 풀어진다. 허리가 아플 때는 자주 실시한다.

쪼그렸다가 일어서는 운동을 할 때는 완전히 쪼그려 앉았다가 일어선다.

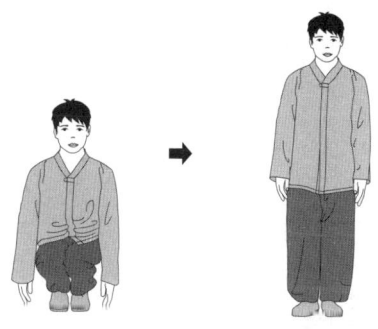

쪼그려 앉았다가 일어서는 운동

3. 요통·디스크가 심할 때의 서금요법

(1) 손등 상응점을 계속 지압, 압박한다

허리 통증으로 운동하기가 힘들면 즉시 손등을 누르는 마사지 방법을 실시한다. 10~20분 이상 좌우 손등을 지압한다. 그중에서도 아픈 지점을 중점적으로 지압하면 허리의 고통 증상이 많이 완화된다.

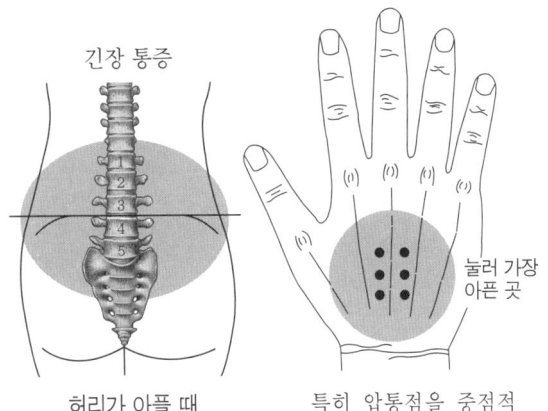

긴장 통증

허리가 아플 때
허리 아플 때 타인이 누르거나 만지는 것은 주의한다.

눌러 가장 아픈 곳

특히 압통점을 중점적으로 눌러 준다.

(2) 상응점을 찾아 통침봉으로 압박자극한다

① 허리 상응점 - 통침봉 자극

요통·디스크 증상이 심할 때 손등을 눌러 보면 과민한 압통점이 나타난다. 이 과민압통점이 곧 상응점이고 허리 통증에 대한 교감신경의 긴장점이다.

이 부분을 통침봉 다수돌기(3개짜리)로 지속적인 압박자극을 준다. 지속해서 5~30분 이상 자극을 주면 허리의 고통 증상이 많이 해소된다.

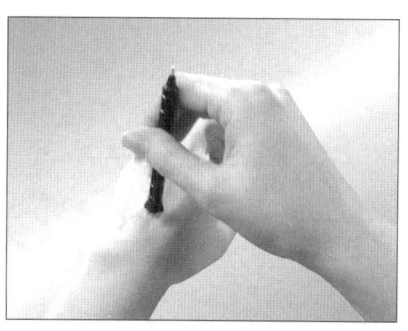

통침봉으로 손등(허리 통증 부위)을 자극하는 모습

② 손바닥의 요혈을 압박자극한다.

허리의 통증은 내장 질환의 반사현상이므로 내장 기능을 반드시 조절시킬 필요가 있다.

먼저 똑바로 드러누워서 복부를 압진하여 아픈 지점을 찾는다. 복부의 과민압통점이 장부 기능이상 위치이다. 그 위치를 표시하고 손바닥의 요혈을 통침봉 돌기로 압박 또는 접촉한다. 그러면 내장 과민통증이 해소된다. 허리 통증은 복부 긴장통이 없어져야 낫는다.

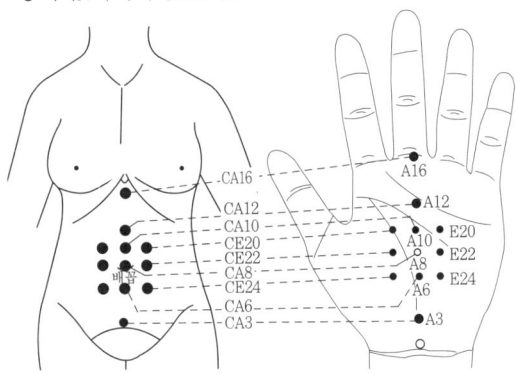

복부에서는 과민점만 찾는다. 타인이 누를 때는 옷이나 타월을 올려놓고 누른다.

통침봉 자극은 손바닥에서 자극한다. 양손 모두 자극한다.

복부에 직접 통침봉으로 자극을 해도 좋으나 손바닥의 자극이 더욱 우수하다.

(3) 가장 아픈 요혈처에 금봉이나 기마크봉 중형 금색을 붙인다

요통을 다스림에 있어서 서금요법(손)과 금경혈(신체)을 함께 이용하는 데는 그 이유가 있다.

많은 실험을 해 보면 요통의 범위가 넓을 때는 서금요법의 상응점과 요혈에 자극을 줄 때 요통

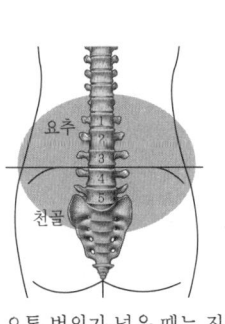

요통 범위가 넓을 때는 직접 자극하면 통증이 잘 낫지 않는다.

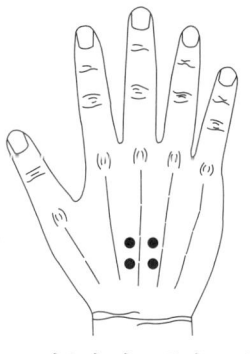

상응점 자극 주면 요통이 줄어들고 좁아진다.

해소에 탁월하다(요통의 범위가 넓을 때 허리 부위에 자극 주면 통증 해소가 잘 안된다).

 그러므로 처음에는 손등을 중심으로 자극을 주고 전체 허리의 근육·관절통증이 없어지면 그때 허리의 최고 통증 지점에 금봉을 붙인다.

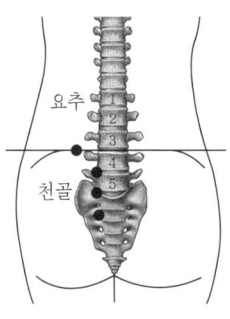

허리의 통증이 1~2곳 아플 때는 그곳을
금봉이나 금추봉으로 자극하면 잘 낫는다.

① 요통 범위가 넓을 때

서금요법으로 아픈 쪽 손에 자극한다. 양쪽이 아프면 양손에 모두 붙인다. 반드시 상응점을 찾아서 붙인다.

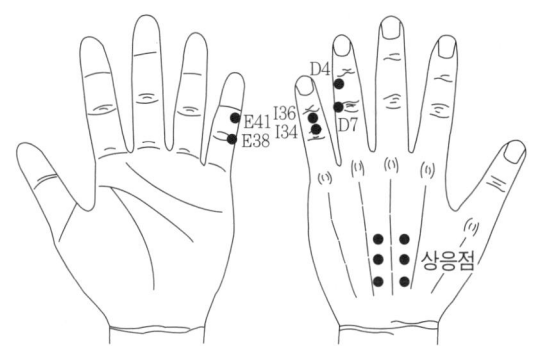

손등의 상응점 중에서도 최고 아픈 지점에 금봉을 붙이고, 덜 아픈 지점에 기마크봉 중형을 붙인다(3~5시간마다 떼었다가 5~6시간 지나면 또 붙인다).

이와 같이 매일 자극을 한다. 처음에는 통침봉으로 약간 아프게 압박자극하기를 5~20분 이상 한 후에 금봉이나 기마크봉을 붙인다. 떼었다가

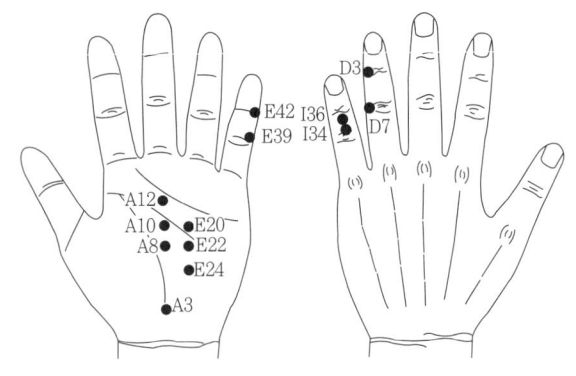

위승 디스크: A12, E20 · 39 · 42
대장승 디스크: A10, E22, D3 · 7
방광승 디스크: A3, E24, I34 · 36

또 붙이는 것은 손등 피부가 연약하므로 접착제 알레르기를 예방하기 위함이다.

위와 같이 며칠 자극을 주면 전체 요통 · 디스크 증상이 없어지거나 완해된다. 그리고 허리의 1~3지점에서 통증이 남아 있으면 다음의 금경술 위치를 자극한다. 처음부터 허리 통증 부위를 함께 자극해도 되나, 통증의 순서상 서금요법부터 자극하는 것이 좋다.

② 요통의 범위가 좁을 때 - 금경금혈 자극
㉠ 제5요추와 제1천골간 디스크일 때

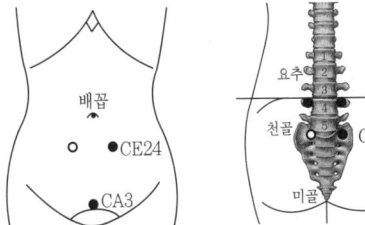

 요통의 범위가 축소될 땐 가장 심한 위치에서만 통증이 남는다. 제5요추와 제1천골간의 디스크인 경우에는 CB5-1$^+$ 지점이나 그 주변에서 통증이 나타난다. 이때는 움직이거나 운동량이 크면 통증이 나다니고 또는 엎드려 눕게 하고 허리를 꼭 눌러 보면 통증이 나타난다. 이 지점에 금추봉이나

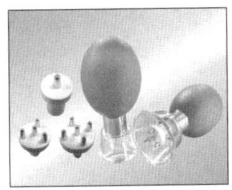

서암추봉

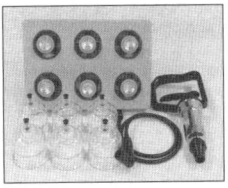

부항추봉

서암추봉·부항추봉으로 자극을 주면 더욱 좋다.

자극 후에 금봉을 부착시키면 극심한 통증 해소에 큰 도움이 된다. 어느 경우는 며칠 붙여야 통증이 없어지기도 한다. 좌측이 아프면 좌측에 부착시키고, 우측이 아프면 우측에 부착시키고, 좌우 모두 통증이 있으면 좌우 모두 자극한다. CA3과 CE24를 추가하면 더욱 좋다. 금봉도 소형보다는 중형이나 대형이 좋다. 척추 중간이나 극돌기에서 압통점이 나타나면 그 지점에 금봉을 붙인다.

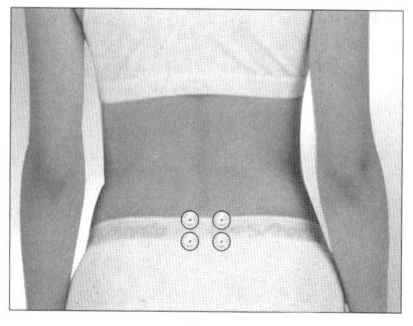

〈허리 부위(CB5-1$^+$)에 금봉을 붙인 모습〉

ⓛ 제4~5요추간 디스크일 때

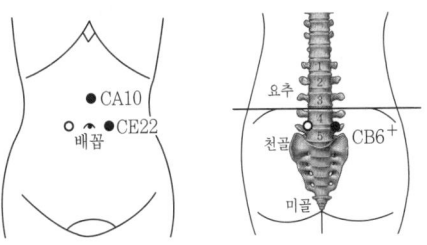

요통의 범위가 축소되어 신경근 부위에 통증이 남는다. 이때 가장 아픈 지점이 CB6⁺지점으로 제4~5요추간에서 양쪽으로 약 5푼 지점(1cm 지점)을 꼭 누르면 심한 통증이 나타난다.

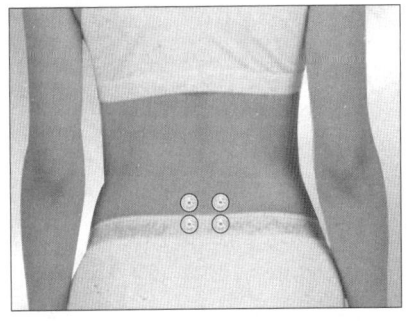

〈허리 부위(CB6⁺)에 금봉을 붙인 모습〉

그 외에 골반뼈를 따라서 통증이 심한 곳이 있다. 이 부위를 찾아서 통침봉으로 자극을 준다. 금추봉이나 서암추봉·부항추봉으로 자극을 주어도 더욱 좋다. 통침봉으로 압박자극을 준 다음에 이 위치에 금봉 중형이나 대형을 붙인다. 좌측 디스크이면 좌측을 이용하고, 우측 디스크이면 우측을 자극한다. 척추 중간이나 극돌기가 아프면 그 지점도 금봉을 붙인다. CE22, CA10을 추가하면 더욱 좋다.

ⓒ 제3~4요추간 디스크일 때

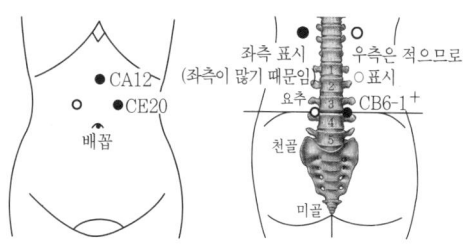

제3~4요추 중간에서 양쪽 5푼 지점(약 1cm)이 CB6-1$^+$지점이나 좌측 디스크는 좌측을, 우측 디스크는 우측을 이용한다. 가장 아픈 압통점

을 찾아서 통침봉이나 금추봉 다수 돌기로 자극을 주거나 서암추봉·부항추봉 자극도 좋다. 그리고 금봉을 붙이는데 가장 아픈 지점에 붙인다.

㉣ 디스크가 복합적일 때

허리 디스크는 제5요추와 제1천골 사이, 제4~5요추 사이, 제3~4요추 사이가 가장 기본적인 디스크 형태이다.

그러나 사람에 따라서 한꺼번에 3가지 유형이 모두 나타나거나, 2가지씩 중복되거나, 좌우가 동일하거나, 좌우가 다르게 나타나기도 한다.

이때는 나타나는 디스크 형태를 구별하여 함께 자극하면 된다. 복합 형태는 구별법을 참고한다.

(4) 황토경탄을 이용한다

 제1단계에서 제3단계까지의 디스크를 완전하게 마무리 하기 위해서는 황토경탄이나 서암뜸을 뜨는 것이 꼭 필요하다. 교감신경 긴장을 완전히 저하시키기 위해서는 온열요법이 가장 이상적인 방법이다.

 허리 부위의 찜질 등은 근육 긴장과 통증 완화에 도움이 되나, 오히려 교감신경 긴장반응이 나타나고, 음양맥진 반응은 더욱 악화되는 점이 있어서 찜질만으로 완전 진통이 어렵다. 찜질을 하고 나면 허리 부위가 더욱 차질 수 있다.

 가장 좋은 방법은 손바닥에 온열 자극을 주면 혈액을 뜨겁게 하고 그 혈액의 온열을 찬 곳, 긴장된 곳으로 흘러가 모세혈관을 확장시킨다.

 손은 피하지방이 적으므로 열 전달이 잘되고 혈액을 뜨겁게 할 수 있으나, 허리의 찜질·뜸법, 복부의 왕뜸 등은 효과적이지 않다. 허리·복부는 피하지방이 많아 열 전달이 어렵고, 모세혈관이 풍부하지 않아 혈액을 뜨겁게 하기 곤란하고, 오히려 체온을 빼앗는다. 복부 찜질, 왕뜸법 등을 20~30일 정도 뜰수록 복랭증, 허리 냉증이 심각하여 악화되기 쉽다. 찰수록 교감신경은 더욱 긴장하기 때문이다.

대장·방광·위장의 교감신경 긴장과 냉증으로 디스크가 오므로 내장을 직접 따뜻하게 하기 위해서는 서금요법의 요혈, 기본방에 경탄이나 서암뜸을 떠야 한다. 기본방 요혈에 뜨면 해당 장기로 온열이 전달되어 내장의 온도를 상승시키는 반응이 나타난다.

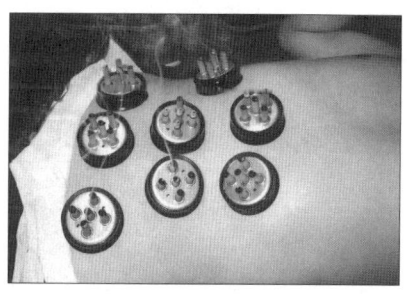

※ 직접 부위에 열 자극을 주고 나면 냉증을 일으켜 위험할 수 있다(20여 일 뜨면 복랭증이 심해진다).

복부나 등줄기는 피하지방이 두꺼워 뜸, 왕뜸 등은 내장의 온도를 상승시키기가 거의 불가능하다.

서금요법에서 경탄이나 서암뜸은 간접뜸이면서 장시간의 온열요법이다. 황토경탄은 매일 3~5장씩 뜨는데 처음에는 1~2장부터 시작하고 숙달되면 많이 뜰수록 효과적이다.

황토경탄을 매일 떠 주면 허리가 가벼워지고 편해지고 통증도 많이 개선되어 없어진다. 황토경탄이나 서암뜸도 복부나 허리 부위에 뜨면 음양맥상이 악화되므로 사용하지 않기 바란다.

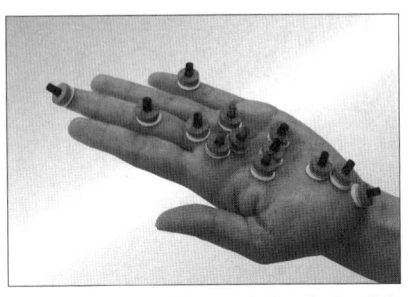

※ 기본방 요혈에 경탄을 뜰 때 찬 곳을 따뜻하게 상승시킨다.

(5) 허리 디스크의 보조 요법들

허리 디스크의 통증을 완화시키며 예방하려고 허리를 보호하기 위한 보조대와 뜸질기를 많이 이용하고 있다. 이러한 것은 통증을 완화시키는 데는 도움되나, 근본적인 원인을 해소하기는 어렵다.

허리 디스크의 원인은 교감신경의 긴장과 관련된 내장 질환 때문이다. 직접적으로는 자세 불량과 대장·방광·위장의 긴장 때문에 나타나는 현상이고, 더욱 악화되면 간·심·신장에도 원인이 될 수가 있다.

이들 내장 기능을 조절하기 위한 방법으로 반지 요법이 있다.

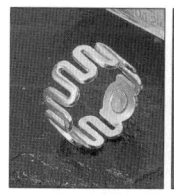 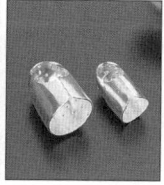 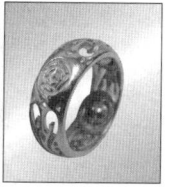

서암이온반지   골무지압구   신침봉반지

① 제5요추와 제1천추간 디스크일 때 제2·3지에 이온서암반지가 좋아

방광승은 양실증과 음실증에서 오므로 제2·3지에 서암이온반지를 끼우면 요통의 관리·회복에 큰 도움이 된다. 일반 반지를 끼우면 더욱 심할 수 있다.

서암이온반지는 순은과 순금이 함께 어울려서 반응하는 반지이다. 그리고 신침봉반지를 끼워도 도움된다.

반드시 디스크 있는 쪽에 끼워야 한다. 제2·3지에 낀다. 심할 때는 한 손가락에 2~3개씩 낀다.

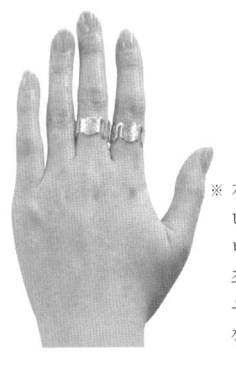

※ 제5요추와 제1천골 사이 디스크일 때 제2·3지에 반지를 낀다.
좌측 디스크에는 좌측에, 우측 디스크에는 우측에 낀다.

② 제4~5요추간 디스크일 때
　　제2지에 서암이온반지를 낀다.

제4~5요추 디스크는 대장승에서 발생한다. 이 때는 제2지에 서암이온반지를 끼우면 요통을 예방하고 낫는 데 도움된다. 일반 반지를 끼우면 오히려 더욱 심할 수 있다.

서암이온반지는 순은과 순금이 어우러져 작용을 한다. 또는 신침봉반지를 낀다(병측에 반지를 낀다). 요통이 심하면 반지를 2~3개 낀다.

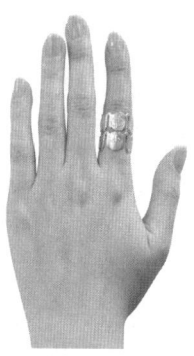

※ 제4~5요추간 디스크일 때 제2지에 서암이온반지를 낀다. 요통이 심할 때는 반지를 2개 끼운다.

③ 제3~4요추간 디스크일 때
제1지에 서암이온반지를 낀다.

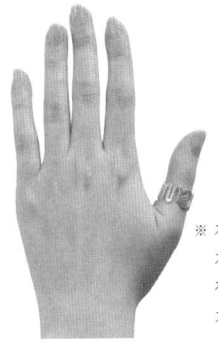

※ 제3~4요추간 디스크일 때 제1지에 서암이온반지를 낀다. 통증이 심할 때는 반지를 2개 끼운다.

제3~4요추 디스크는 위승에서 발생하므로 위 기능을 억제·조절하려면 제1지에 이온서암반지를 끼우면 도움된다. 요통이 심하면 서암이온반지를 2개 끼우되 반드시 병측에 끼운다.

※ 반지요법에 대하여

필자가 서금의학을 연구하다가 1975년경에 손가락이 오장과 관련이 있음을 처음으로 연구하여 발표했다. 경락학적으로 엄지는 폐, 제2지는 대장, 제3지는 심포, 제4지는 삼초, 제5지는 심·소장과 관계한다고 하였다. 그러나 음양맥진법으로 연구한 결과 제1지의 상처나 이상은 간·위·대장 질환에서 많이 발생하고, 제2지의 상처나 이상은 심·심포·대장·방광 질환에서 많이 나타나며, 제3지의 상처나 이상은 비·췌장·담낭·방광 질환에서 많이 나타나며, 제4지의 상처나 이상

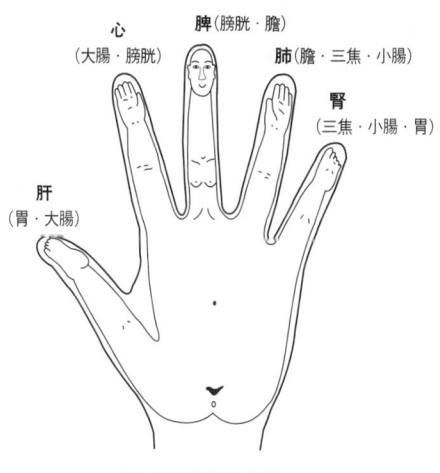

〈오지와 오장의 관계〉
오지는 상응이론과 오지·오장 관련이론이 있다.

은 폐·삼초·소장·담낭 질환에서 많이 나타나며, 제5지의 상처나 이상은 신장·자궁·소장·위장 질환에서 많이 나타난다.

각 손가락의 상처, 기형 등의 이상은 다른 손가락보다 대체로 열이 많아(체열 촬영 등) 해당 장부는 승증(실증)을 가지게 된다. 이 열을 해열시키는 방법으로 순은반지를 이용한다. 순은은 열전도가 우수하기 때문이다.

그러나 순은만을 이용할 때는 불완전반응이 나타나 빈혈·두통·어깨 통증·운동곤란 등의 이상 증상들이 나타날 수 있으므로 오랜 기간 연구한 결과, 서암반지에서 서암이온반지를 연구한 것이다. 순은 서암반지에 순금이 부착되어야 이상 증상이 나타나지 않는다.

그리고 특수 금속으로 만든 침봉반지도 열 조절이 우수하며 장부 기능 조절반응이 있어서 요통을 예방하고 낫게 하는데 큰 도움이 된다.

일반 금·황동·은 반지 등은 이상 증상이 심할 수 있으므로 주의를 요한다.

4. 제2단계의 허리 디스크를 낫게 하는 방법

제1단계의 허리 디스크 경우에도 가벼운 증상에서 심한 증상까지 나타날 수가 있으며, 심한 증상이 오래 지속되면 제2단계의 허리 디스크로 발전한다.

앞에서도 지적하였듯이 추간판이 탈출되어 신경근을 계속 압박할 경우에 무수성 염증이 발생한다. 염증의 특성은 통증이 지속적이면서 심한 통증이며 운동을 할수록 더욱 아프다.

염증이 생기기 전의 허리 통증은 증감이 있으나, 염증이 발생되면 증감이 거의 없이 극심한 통증이 계속되는 특징이 있다. 이때는 지압이나 추나를 하면 더욱 아파서 잠도 잘 수가 없고, 함부로 허리에 침·뜸 자극을 줄 수도 없다.

염증의 속성상 물리적 자극을 주면 더욱 아프기 때문이다. 허리의 통증만이 심한 것이 아니라 각각의 척수신경을 따라서 통증, 저림, 마비, 무력감 등이 나타난다. 보행 불능은 물론이고 계단을 오르내릴 수도 없는 상태이다 제2단계 허리 디스크의 낫는 법은 염증을 없애는 방법과 추간판 탈출을 속히 없애는 방법이어야 한다.

이 과정에서 서금의학으로 자극을 하면 통증이 극심하다가 그 다음날부터 급속도로 통증이 줄어드는 경향이 있다.

갑자기 더욱 아픈 이유는 염증이 있을 때 추간판 섬유륜과 신경근이 염증으로 인하여 붙어 있다가 수핵이 늘어나면서 추간판 탈출증이 없어져 떨어지는 과정에서 나타난다.

그러므로 서금요법 자극으로 갑자기 더 아픈 것은 효과반응으로서 안정을 찾도록 해야 한다.

(1) 염증을 낫게 하는 방법

디스크가 지속적으로 압박하여 염증이 생기면 염증을 일으키는 물질을 즉시 억제시켜야 한다. 염증은 발열과 함께 통증을 일으키는데, 이때 서금요법에서는 해열 치방을 이용한다.

다음의 해열 치방은 프로스타글란딘의 이상 합성 증가를 억제하므로 모든 염증과 감기, 독감, 각종 통증 등에 이용하는 치방이다. 여러 가지가 있으나 몇 가지만 소개한다.

◎ F-3 치방

F-3치방은 열의 성질을 가진 화혈(火穴)의 대표격인 H6, G13을 제(制), 사(瀉)하기 위해 무색(은색) 기마크봉을 붙이고 I38, J7은 찬〔寒〕성질을 가진 수혈(水穴)을 보하는 법으로 유색(금색) 기마크봉을 이용한다.

가벼운 염증일 때는 똑같이 무색이나 유색을 사용해도 되나, 염증이 심하면 위와 같이 유색·무색을 구별해서 자극한다.

① 염증이 가벼울 때 : F-3 처방 - 무색이나 유색 기마크봉을 붙인다(양손 모두 자극).

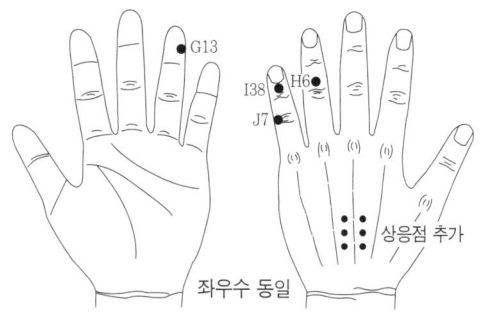

※ 반드시 기마크봉이어야 하고 시중의 압봉은 주의한다.

② 염증이 심할 때 : 기마크봉 중형을 붙인다.

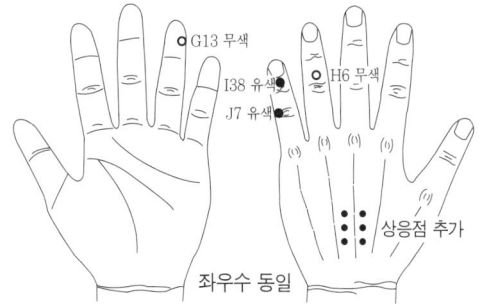

※ 염증 있는 디스크 부위에 아큐빔(-)도자를 매일 10분 이상 조사하면 염증 낫는데 큰 도움이 된다.

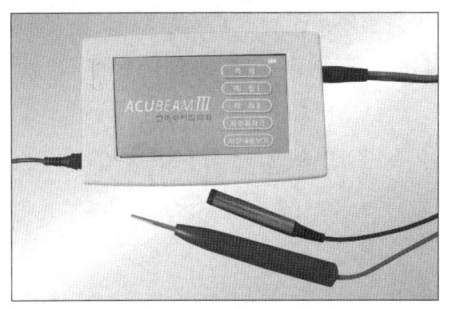

〈아큐빔 Ⅲ〉

③ 염증 질환이 극심할 때

㉠ 제5요추와 제1천골 사이 디스크 염증일 때 방광열방을 이용한다.

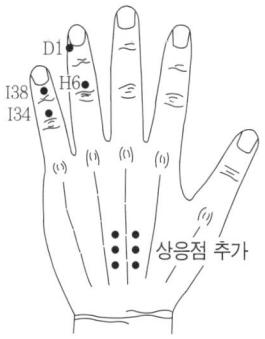

상응점 추가

ⓛ 제4~5요추 디스크 염증일 때 대장열방을 이용한다.

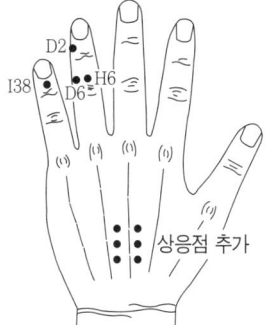

ⓓ 제3~4요추 디스크 염증일 때 위열방을 이용한다.

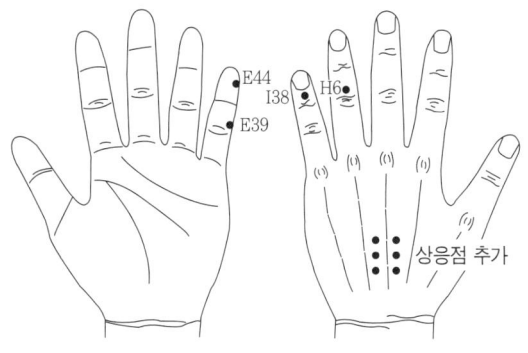

위와 같이 이용하고 척추의 수액을 더욱 공급하기 위해서는 제1단계의 치방들을 이용한다.

※ 장반지를 끼는 것도 큰 도움이 된다.

제5요추와 제1천골 사이의 디스크는 제2지나 제3지에 끼고, 제4~5요추 사이의 디스크일 때는 제2지에 끼고, 제3~4요추 사이의 디스크일 때는 제1지나 제5지에 낀다. 강력한 혈액순환 조절반응이 있다. 장반지는 활동하지 않을 때 낀다.

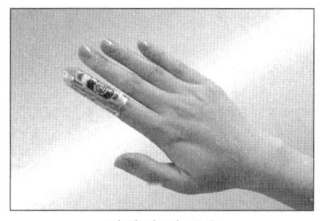

장반지 낀 모습

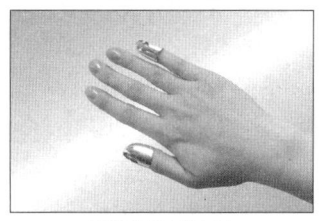

골무지압구 낀 모습

5. 제3단계의 허리 디스크를 낫게 하는 법

　제2단계의 디스크에서는 추간판과 신경근 사이에서 염증이 생기는 단계이나, 제3단계는 더욱 염증이 오래가면서 추간판과 신경근이 유착되는 단계이다. 이때의 통증은 염증성 통증일 때보다는 덜하기는 하나, 운동이나 움직일 때마다 아프고 아픈 통증이 지속적이다. 그리고 유착이 되면 어떤 자극도 쉽게 진통되거나 완해되지 않는다. 이런 때에 디스크가 얼마나 무섭고 심한 질환인가를 느끼게 된다. 이런 경우는 지압 · 추나 · 마사지로도 통증에는 소용없고 특히 침 · 뜸도 주의해야 한다.

　이와 같은 유착 상태일 때에는 비로소 병원에서 수술요법이 가장 확실한 방법이 될 수가 있다. 그러나 직접 수술보다는 레이저 같은 간접 수술 방법이 좋다고 생각한다.

　그러나 서금요법을 계속하면 유착 상태의 디스크 통증도 자연히 나아지는 사례가 있었다. 장 유착도 서금요법으로 나아지듯이 디스크 염증에 의한 유착도 지속적인 자극을 주면 나아질 수 있다.

제3단계 허리 디스크일 경우에는 항상 지속적인 혈액순환을 개선해야 하므로 제1단계 디스크의 치방을 계속하면서 다음의 방법을 추가하도록 한다.

(1) 경탄을 3~5장 이상 양손 기본방에 많이 뜰수록 좋다.

온열이 교감신경을 억제하고 부교감신경을 우위로 작용시켜 모세혈관을 확장시켜 수핵을 늘려서 탈출증을 들어가게 하고 유착 부위에도 혈액순환을 시킨다.

(2) 해마크 배지를 CE20 · 22 · 24와 CA10 · 12에 부착시킨다.

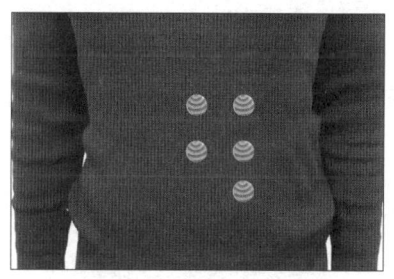

해마크 배지를 부착한 모습
(CE20 · 22 · 24, CA10 · 12)

해마크를 부착한 쪽에서 혈액순환을 강력하게 조절하고, 모세혈관 조절반응이 탁월하므로 반드시 아픈 쪽에 부착한다. 지속적인 혈액순환을 개선시키기 위함이다. 또는 허리 아픈 쪽의 옷 위에 해마크나 기마크를 붙이면 도움된다.

(3) 하지에 금경발찌를 착용하도록 한다.

금경발찌는 특수 금속으로써 피부에 닿기만 해도 모세혈관을 확장시키는 반응이 우수하다. 하지의 발목에 착용하면 혈액순환을 유도하면서 하지의 모세혈관 확장에도 도움된다.

하지가 무겁고, 저리고, 무력하고, 마비감을 없애는 데도 큰 도움이 된다.

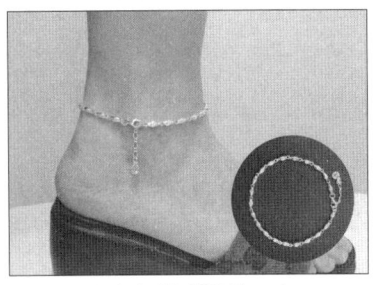

금경발찌를 착용한 모습

(4) 아큐빔 (-)도자를 허리 디스크 부위에 매일 10분 이상을 조사한다.

(-)도자 4개를 가지고 디스크 통증 부위에 자극을 준다. 자극은 보통 자극으로 하되 피부에서 2~3mm 떨어져 자극하므로 피부에서 느끼는 감각은 없으나 반응은 매우 우수하다.

(5) 제1단계 디스크의 상응점·압통점에 금봉 등은 항상 이용한다.

(6) CD7과 CE39, CI36에 금봉 소형을 붙여 주면 허리 디스크를 속히 회복시키는 데 큰 도움이 된다. CD7은 곡지(曲池)가 아니며, CE39는 막연한 족삼리(足三里)가 아니며, CI36은 방광경락의 부양혈(附陽穴)과는 차이가 있다.

이 혈처들은 아픈 쪽을 이용한다. 이 위치에 금봉 소형을 붙여 주면 중증의 디스크를 낫게 하는 데 도움이 된다.

위와 같이 허리 디스크를 다스리면 웬만한 허리 통증·디스크를 건강하게 회복할 수가 있다.

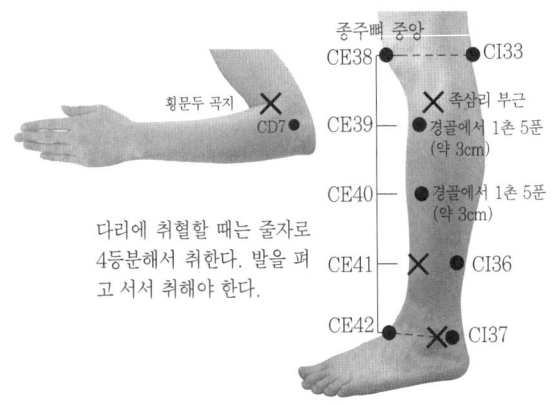

※ 금봉을 2~3시간 이상 붙일 때 접착제 알레르기를 주의한다. 떼었다가 다시 붙인다.

다만, 생활상에서의 자세, 과로·피로를 주의하고, 신체를 따뜻하게 하면서 음식 주의(쓴맛과 향기 나는 것과 식사 외의 모든 음식들)를 하면서 다스리면 잘 나을 수가 있다. 나았다고 해도 재발을 주의한다.

CD7, CE39, CI36은 금경술을 연구한 전문가(수지침사 실력인증자)나 지회장·학술위원에게 상담 후 취한다.

제5장 척추관 협착증을 다스리는 법

1. 척추관 협착증의 개요

고령자들의 척추관 협착 환자들이 크게 늘어나고 있으므로 척추관 협착증을 회복할 수 있는 방법을 알아보자.

척추관 협착증은 1954년 베르비스트(Verbiest. H)에 이이서 1962년에는 엡스타인(Epstcin. JA)이 척추관 협착증을 처음 발표하였으니 그 역사는 약 60년이나 되었다.

척추관 협착증은 말 그대로 척추관이 좁아지는 상태로, 충분한 넓이의 척추관이라면 추간판 탈출증이나 변형성 이상이 있어 척추관 내면에 팽륭물(膨隆物)이 있어도 증상 없이 지낼 수가 있다.

그러나 선천적으로 척추관이 좁은 사람은 척추관에 팽륭 등의 증상이 생긴다.

척추관 협착증은 특발성(特發性)과 손발이 짧은 소인증(小人症)이 수반되는 것이나, 후천성(後天性)에 비하여 빈도가 낮다.

척추관 협착증은 제3~4요추간에서 가장 많이 발생하고, 그 다음에는 제2~3요추간과 제4~5요추간에서 발생한다고 한다.

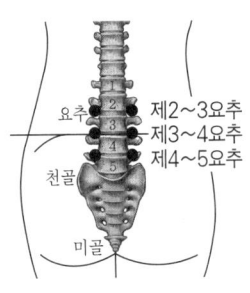

※ 척추관 협착증은 제3~4요추에서 가장 많이 발생하고, 그 다음에는 제2~3요추와 제4~5요추에서 발생한다.

협착의 형태로는 척추관의 가로 지름이 좁아지는 것과 전후 지름이 좁아지는 것, 한쪽 또는 양쪽 돌기가 이상적으로 커지는 등 복합적으로 생기고 있다.

2. 후천성 요부(腰椎) 척추관 협착증

요부 척추관 협착증은 선천성에 비해 후천성이 압도적으로 많아 여러 가지 척추 질환을 다스려야 한다.

앞에서 소개한 요추 추간판 탈출증이나 척추의 미끄럼증, 변형성 척추증 등에 의해 발생한다.

요부 척추관 협착증의 증상으로는 간헐성 파행증이 특징이나, 간헐성 파행증은 간혹 가다가 절름발이로 길게 된다.

누워 있거나 양반 자세를 하고 있을 때는 아무 이상이 없으나, 걷기 시작하면 요통이나 하지통이 나타나 어느 정도의 거리에서는 더 이상 참을 수 없게 된다. 다리의 경련이나 회음부(사타구니)의 저림·불쾌감이 나타나고, 남자는 지속성 발기가 생기는 경우도 있다.

이러한 통증은 단지 걸음을 멈추는 것만으로 없어지지 않고 웅크리거나 상반신을 앞으로 수그리는 자세를 취하면 몇 분 후에는 좋아져서 다시 걸음을 걸을 수가 있다. 다리에 냉감을 수반하는 경우도 있다.

이와 같은 현상은 척추관이 좁고 신경근이 압박되기 때문이며, 신경에 영양을 공급하는 혈류가 부족하기 때문이다.

걸을 때는 요추의 전만(前彎, 앞으로 구부린 자세)이 심해지는 것은 점점 악화되는 현상으로 척수신경이나 신경근이 작용할 수 없는 상태인 경우가 많다.

걷다가 멈추거나 웅크려서 상반신을 전굴(前屈) 상태로 유지하여 척추의 전만(前彎)은 감소되고 척추관은 다소 넓어지므로 혈류가 좋아져 신경의 활동도 회복된다.

그리고 다시 걷기 시작하면 똑같은 상태가 반

복될 수가 있다. 협착이 심할수록 보행 능력·거리는 짧아진다.

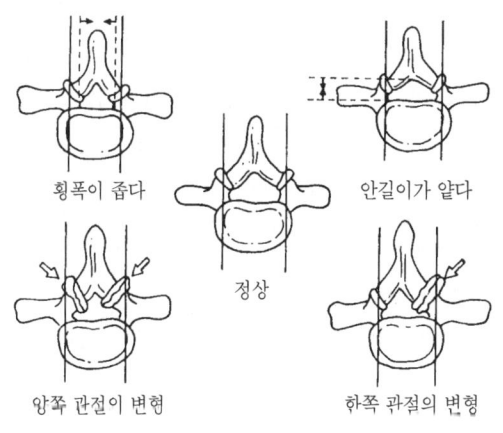

〈요부 척추관 협착증의 여러 유형〉

3. 요부 척추관 협착증의 치료

    요부 척추관 협착증은 지속성이고 그 증상이 심하면 수술 치료를 받게 되나, 간헐적인 파행 증상이 나타나면 보존 치료나 교정 운동을 하여도 개선이 되지만, 이러한 보존 치료나 교정 운동으로도 개선이 안 되면 수술을 원칙으로 하고 있다.

    그러나 서금요법의 가장 큰 특징은 대뇌와 장부, 각 신체 부위의 혈류를 조절하는 데 가장 우수하다.

    척추관 협착증으로 혈류 장애에 의해 신경근의 압박에서 오는 것이라면 서금요법으로 회복이 가능하다.

(1) 서금요법으로 요부 척추관 협착증 낫는 법

척추관 협착증에서 제3~4요추간 협착증도 위승에서 많이 나타나고, 제2~3요추간 협착증은 신승에서 많이 나타나고, 제4~5요추간 협착증은 대장승에서 나타난다.

지금까지의 척추관 협착증은 선천적·후천적으로만 구분하고, 혈류 장애로 신경근이 기능을 못하는 것으로 생각을 하고 있으나, 서금요법은 좀 더 구체적이다.

척추관 협착증이 나타날 때 어느 장부와 관련되어서 어느 요추에서 척추관 협착증이 나타나는가는 서금요법의 장부 구별법을 통해서 판단할 수 있다.

만약 척추관 협착 증상이 나타난 상태일 때는 똑바로 누워서 복부에 압진을 한다. 압진할 때는 처음부터 너무 강하게 하지 말고 접촉하는 정도로 누른다. 반응이 있으면 그 부위의 장부 승(勝)으로 판단한다.

아무런 과민반응이 없으면 손끝에 힘을 주어 압진해서 과민점을 찾는다.

① 위승일 때 : CA12와 CE20에 과민점이 있으면 제3~4요추간 협착증이다(복부나 허리 부위에는 침·뜸 자극을 절대 주의한다).

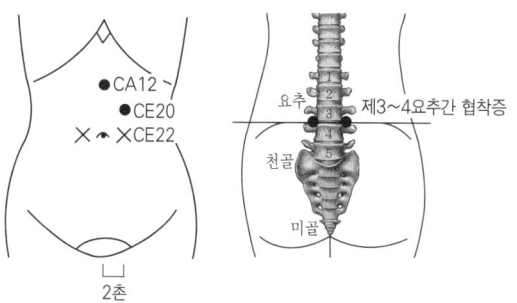

좌측 CE20이 더 아프면 좌측 척추관 협착증이고, 우측 CE20이 더 아프면 우측 척추관 협착증이다.

② 신승일 때 : CA14와 CE18에서 과민점이 있으면 제2~3요추간 협착증이다(복부나 허리 부위에는 침·뜸을 절대 주의한다).

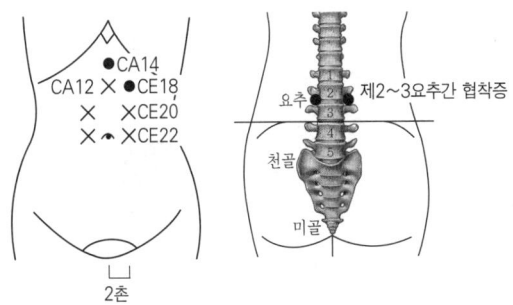

좌측 CE18에서 과민점이 있으면 좌측이 협착증이고, 우측 CE18에서 과민점이 있으면 우측이 협착증이다.

③ 대장승일 때 : CA10과 CE22에서 과민점이 있으면 제4~5요추간 협착증이다(복부나 허리 부위에는 침·뜸을 절대 주의한다).

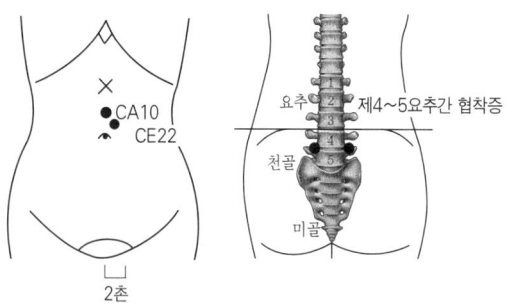

좌측 CE22에서 과민점이 있으면 좌측 제4~5요추간 협착증이고, 우측 CE22에서 과민점이 있으면 우측 협착증이다.

④ 복합 증상의 협착증

요부 척추간 협착증은 위와 같은 기본 형태가 있으나 요추간 추간판 탈출증과 마찬가지로 좌측일 때만 좌측에서 나타나거나 좌우에서 발생할 때가 있다.

그리고 제3~4요추간과 제2~3요추간이 중복될 때가 있고, 제4~5요추간이 중복될 때가 있다.

그러나 위의 3가지 기본 형태를 중심으로 구별해서 좌우로 구분하여 다스리면 된다.

(2) 요부 척추관 협착증의 치방(Ⅰ)

① 다리의 혈액순환을 촉진시키는 방법

척추관 협착증 등으로 인해 하지에 혈액순환이 안 되면 폐쇄성 혈전 혈관염이 발생되어 하지에서 혈류가 장애를 받아 다리가 썩는 경우가 있고, 폐쇄성 동맥경화증을 일으켜 혈류가 막히는 경우에는 하지에서 서혜부(鼠蹊部)까지 막히는 경우가 있다.

이처럼 하지에 혈액순환이 잘 안되는 경우, 다리가 썩는 경우에는 다음의 방법을 이용한다.

• 해당 증상이 있는 쪽에 금경발찌를 찬다.

금경발찌의 금속은 순은에 특수 금속을 특수 합금한 것으로 피부에 닿기만 하면 모세혈관 확장에 도움을 주는 금속이다.

발에 차면 다리 저림, 무기력, 마비감과 아울러 통증, 발이 붓는 것, 혈관 막힌 것, 심지어는 정맥류까지 빠지는 사례가 있다. 만약 양쪽 다리에 증상이 있으면 양쪽에 착용한다.

② 혈관 폐색으로 다리가 썩는 경우

혈류 장애로 다리가 썩는 증상을 레이노씨병·버거씨병 등으로 불리는 난치성 질환으로 통증도 심하다.

이때는 금경발찌를 착용하고 아큐빔 (-)도자로 다리 썩는 부위에 매일 60분 이상씩 조사(照射)한다. 그리고 경탄을 손의 기본 치방에 떠 주거나, 군왕S를 먹으면 혈류 개선에 도움되고 다리 썩는 것도 막을 수 있다.

수지침의 장기간 자극과 아큐빔 (-)자극으로 나은 사례가 있다.

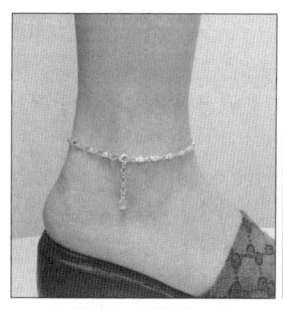

금경발찌를 착용한 모습

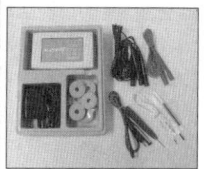

아큐빔 Ⅲ

(3) 요부 척추관 협착증의 치방(Ⅱ)

① 위승(胃勝)의 협착증 치방(제3~4요추간)

협착증 증상이 있는 쪽을 중심으로 자극한다. 먼저 통침봉으로 10~20분간 자극한다.

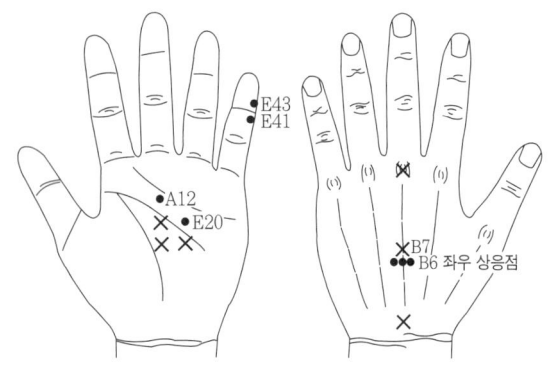

※ B6 좌우의 상응점에 금봉 소형을 붙인다.
E20·41·43, A12에는 기마크봉 중형을 붙인다.
증상이 심하면 모두 금봉을 붙여도 좋다. 척추관의 혈행을 좋게 하기 위해 경탄을 3~5장 이상 뜬다. 손에는 수지침을 자극해도 큰 도움된다. 교정 운동을 병행하거나 위승방을 추가하면 더욱 좋다.

② 신승(腎勝)의 협착증 치방(제2~3요추간)

협착증이 있는 쪽을 자극한다.

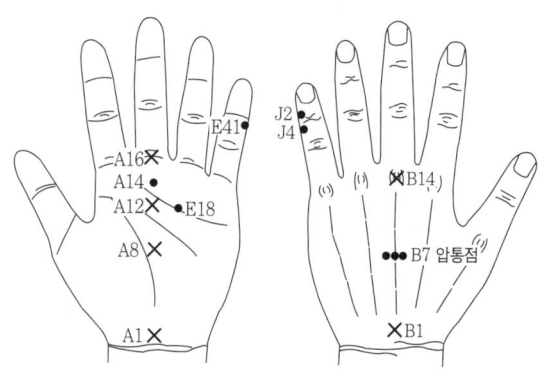

먼저 통침봉으로 10~20분간 압박자극을 준다. B7 주위의 과민점에는 금봉 소형을 붙인다.

A14, E18에도 금봉이나 기마크봉 중형을 붙인다. J2·4, E41에는 기마크봉이나 금봉을 붙인다. 척추관의 혈행을 좋게 하기 위해 경탄을 3~5장 이상 떠 준다. 교정 운동을 병행하고 신승방을 추가하면 더욱 좋다.

③ 대장승(大腸勝)의 협착증 치방(제4~5요추간)

협착 증상이 있는 쪽을 자극한다.

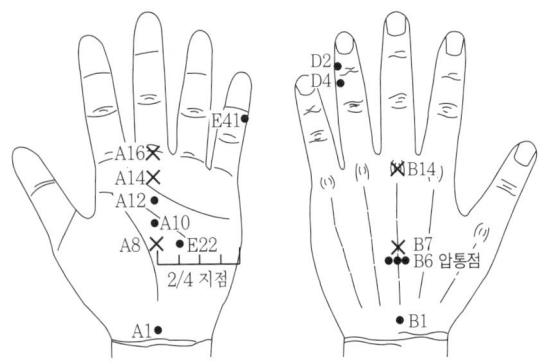

먼저 통침봉으로 10~20분간 자극한다. B6 주변의 과민점에 금봉 소형을 붙인다. A10, E22에도 금봉을 붙이면 좋다. 또는 기마크봉을 붙인다. D2·4, E41에도 기마크봉 중형을 붙인다. 혈액순환을 개선하기 위해 A8·10·12·14, E22에 경탄을 3~5장씩 떠 준다. 교정 운동을 병행하고 대장승방을 추가하면 더욱 좋다.

4. 척추관 협착증을 개선시키는 보조적 기구들

척추관 협착증은 보존요법으로 안 되면 수술을 주로 하고 있으나, 서금요법에서는 강력한 혈액순환을 촉진시키면 척추관 협착된 부분을 개선시킬 수가 있다.

위의 방법대로 잘 되지 않으면 아큐빔 (-)도자를 척추관 협착증이 있는 부위에 집중적으로 조사한다. 그리고 해당 손가락에 골무지압구를 낀다.

제3~4요추 사이의 협착증에는 제1지나 제5지에 골무지압구나 서암이온반지를 낀다.

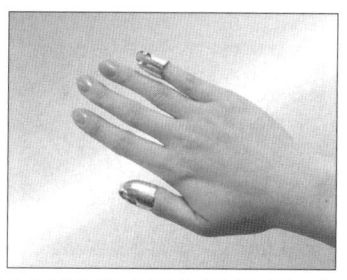

※ 1지나 5지에 골무지압구나 서암이온반지를 끼운다.

183

제2~3요추 사이의 협착증이면 제5지에 골무지압구를 끼우면 도움되고, 제4~5요추인 경우에는 제2지에 골무지압구를 끼운다.

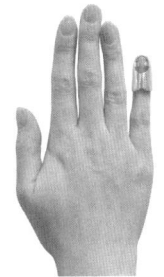 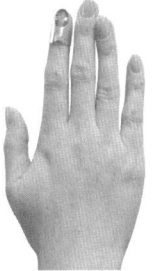

※ 골무지압구를 5지나 2지에 끼운다.

또는 해마크를 CE18 · 20 · 22에 3~6개씩 붙이고 있으면 허리의 협착증 증상을 크게 완화시킬 수 있다.

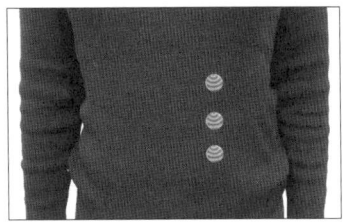

※ 해마크를 CE18 · 20 · 22에 붙인다.

그 외에 척추 질환으로서 척추분리증과 척추미끄럼증 등이 있다. 이들 질환은 특별한 증상은 없으므로 단순하게 요통이 있을 때 추간판 탈출증이나 협착증이 없는 상태라면 척추분리증이나 미끄럼증으로 판단할 수도 있다.

이들 질환은 진행되는 것이 아니고 대부분 성인이 되면 분리증이나 미끄럼증이 정지되고 절반 정도는 증상이 없다.

성장기에 나타나는 요통의 원인으로서 척추분리증은 많이 있으나, 모두가 심한 운동이나 스트레스로 인한 피로골절(疲勞骨節)이다. 성장기의 아동들은 아직 강인한 골격이 형성되지 않았기 때문에 부자연스러운 자세, 습관, 심한 스포츠 활동 등으로 추궁(椎弓)의 관절간부(關節間部)에 부담을 주어 피로골절을 일으킨다.

피로골절도 보통의 골절과 달리 서서히 생기며 확실한 진단은 엑스선(X線) 사진으로 확인할 수가 있다. 그러나 엑스선 사진을 1회만 촬영해도 과도한 방사선의 노출로 20~30년 후에 암 발생이 높다고 한다(엑스선 촬영을 하지 않는 사람보다 암 발생이 높다고 한다).

위의 척추미끄럼증·분리증이 심각한 상태가 아니라면 엑스선 촬영을 주의해야 하고, 설사 피로골절이라 하여도 서금요법으로도 완전히 회복될 수 있다.

그러므로 성장기의 아동들이 요통을 느끼게 되면 척추 교정 운동이나 올바른 자세 운동을 하면 요통을 느끼지 않게 할 수 있고, 특히 서금요법을 실시하면 회복이 가능하다.

그 외에 골다공증의 경우도 서금요법으로 관리하면 정상 범위 내로 회복될 수가 있다. 『과잉진단』, 『병원에 가지 말아야 할 81가지 이유』, 『의사에게 살해당하지 않는 47가지 방법』 등을 읽어 보면 골다공증을 검사해서 약을 먹는 것도 좋으나, 운동이나 영양 보충이 더욱 좋고, 서금요법에서 경탄을 많이 뜨면 골다공증을 낮게 하는데 도움이 된다.

뼈에 있는 골조직 세포는 평상시에는 아무런 작용을 하지 않으나 뼈가 손상되면 뼈의 손상을 속히 회복시킬 수가 있다.

이상에서 요통 낫는 법 특히 허리 디스크에 대해서 알아보았다.

일반적인 허리 디스크는 디스크 탈출 부위만 수술하거나, 디스크로 인한 통증만을 개선시키려는 추나·침·뜸 등의 방법은 허리 디스크를 완전하게 낫기가 어렵다고 생각한다.

허리 디스크를 일으키는 원인은 자세 불량과 대뇌, 장부 기능 이상에서 발생한다.

본서에서는 장부 기능에서 오는 허리 디스크에 대한 것을 연구하였다.

허리 디스크를 연구하면서 부언할 것은 허리 디스크가 있으면 반드시 경추도 왜곡되거나 디스크 현상이 나타나기 쉽다. 허리 디스크를 완전히 낫기 위해서는 경추 왜곡 증상을 완전하게 낫게 해야 한다.

다음에는 경추 왜곡, 경항증에 대한 통증을 소개할 계획이다.

본서를 연구하여 요통, 허리 디스크를 완전하게 낫기를 바라면서 마친다.

부록

1. 경락·침술이 위험한 이유
- 스테인리스 침은 좋지 않다 -

중국에서 연구된 침·뜸은 우리나라에서만 한의학(한국의학)이라고 한다. 세계적으로 한약·침·뜸을 중국 전통의학(traditional chinese medicine, TCM 또는 chinese medicine)이라고 한다.

전래되어 온 침·뜸 이론은 경락·경혈이란 곳에 침·뜸으로 자극을 주어서 질병을 낫게 한다고 한다. 서양에 침술이 보급된 것은 100년 이상 되었다고 하나, 본격적인 연구는 1970년대 닉슨 대통령 때부터이다.

40~50년간 세계의 유명한 의사·과학자들이 침술 연구를 대단히 많이 하고 있으나 경락의 실체, 침·뜸의 효과성을 과학적으로 완전하게 밝히지 못하고 있다.

근자에 와서 영국의 에른스트(E.ernst) 교수 등에 의해 "침술은 위약효과"라고 밝히는 정도이고, 조장희 박사(가천의대 교수)는 경혈을 과학적으로 연구하였던 논문을 취소한 상태이다(미국 FDA에서 연구비를 받아 연구한 논문이었다고 한다).

필자는 음양맥진법을 발굴하여 오랜 기간 연구하였으므로 음양맥진법 중심으로 침·뜸을 실험해 보면 그 반응을 파악할 수가 있었다.

음양맥상을 판단한 후에 경혈에 침 자극을 주면 음양맥상이 조절되는 사례는 수백 건의 실험 중에서 단 1건도 없었고, 난치성 맥상은 변화가 없으나 일반 맥상들은 거의 100% 음양맥상 악화반응이 나타난다.

독자들도 촌구맥(요골동맥에서 완관절과 교차되는 지점)만이라도 짚어서 맥박수, 강약, 굵기를 파악한 다음에 신체 경혈에 침을 3~5mm 정도 2~4곳을 자입한 다음에 맥을 보자.

거의 대부분 맥박수가 증가하고 촌구맥이 더욱 약해지거나 가늘어지고 때로는 대단히 굵어지는 현상이 나타난다. 시간이 지나면 맥박수는 평상시로 돌아오나 촌구맥의 강약, 굵기는 회복되지 않고 더욱 심해진다(음양맥상에서는 더욱 심하다).

이것은 침 자극이 신체의 부교감신경을 저하시
켜 교감신경을 긴장시켜 나타나는 질병 악화현상
이다.

 유해 중금속인 스테인리스로 만든 침을 경혈에
찌르면 도파민이 분비되어 각성반응이 나오고(이
때 시원한 느낌이 들어 효과라고 착각한다), 좀
더 자극하면 노르아드레날린·아드레날린이 분비
되어 교감신경 긴장반응이 심각해지는 것이다.

 위와 같은 악화현상일 때 서금의학 이론에 따라
서 수지침을 자입하면 즉시 맥박수 진정, 굵기 회
복, 맥박 약한 것이 활발해져 안정·조절되는 현
상이 나타난다. 따라서 수지침은 효과반응이 우수
하다고 판단한다.

 침의 재질은 스테인리스이며, 스테인리스는
철·니켈·크롬·인·코발트·몰리브덴, 미량의
납·수은 등이 들어간 유해 중금속이다.

 명나라 때에 쓰여진 「침구대성(鍼灸大成)」에
철독(鐵毒)이란 말이 있다. "쇠에는 독(毒)이 있
으니 해독해서 침을 만들어야 한다"고 했고, 침을

만드는 방법에는 제침법(製針法), 해독시키는 법도 있었다. 그리고 쇳독을 없애려면 말자감쇠, 오래된 창으로 침을 만들면 독이 없다고 한 것이다.

그러나 오늘날의 스테인리스 침은 분명히 인체에서 유해반응이 나타난다.

오늘날 전 세계의 모든 침은 스테인리스 재질이거나 코팅해서 사용하고 있다. 플라스틱 침도 음양맥상을 악화시키고 있었다.

현재 우리나라나 전 세계가 스테인리스 침을 사용하는 것이 대단히 위험한 사실임을 모르고 있다. 매우 위험하기 때문에 스테인리스 침은 사용해서는 안 된다고 생각한다.

2. 신체 뜸의 위험성

손을 제외한 신체 경혈이나 신체 부위의 뜸법은 대단히 위험한 방법에 속하므로 주의해야 한다.

원래 「황제내경(黃帝內經)」을 침구(鍼灸)의 원전(原典)이라고 하나, 침술에 대해서만 언급하고 뜸에 대한 언급은 거의 없고 인영·촌구맥진법에서도 맥상이 악화되었을 때 뜸 뜨면 매우 위험하고 생명을 단축시킬 수 있다고 경계를 했다.

그래서 과거 중국의 침 서적은 거의 침술 위주이다. 그러다가 송나라 때 왕집중(王執中)이 저술한「자생경(資生經)」이란 뜸 전문서가 나오면서 뜸법이 성행하였다. 조선시대의 허준(許浚)도「자생경」등의 뜸 서적을 요약하여「동의보감(東醫寶鑑)」에 침구편(鍼灸篇)을 추가하였다.

허준은 약의(藥醫)였고, 침의(鍼醫)는 아니었다. 당시에 동양의학은 어떤 법규로 배출된 것이 아니라 모든 사대부들은 건강 상식의 하나로 한약·침·뜸을 연구하고 이용했다. 즉, 글을 읽을 줄 아는 선비들만이 한약·침·뜸 서적을 읽고 알게 된 것이다.

그래서 사대부들은「의학입문(醫學入門)」이나「동의보감」을 많이 읽고 이용했다. 선비 중에서도 벼슬길에 나갈 수 없는 중인(中人)들이 한약·침·뜸을 연구해서 호구지책(糊口之策)으로 이용한 것이다.

조선왕조의 의료제도에 전의(典醫) 제도가 있

었고, 거기에 침의(鍼醫)도 있었다. 가장 대표적인 침의는 허임(許任)이고, 약의·전의의 대표적인 인물이 허준이다.

 허준이 침술을 잘 이용하지 않은 것은 선조와 허준의 대화에도 분명히 나와 있다. 허준이 당직(當職)으로 있을 때 선조가 허준보고 침 놓을 것을 권하자, 허준은 "침의는 허임"이므로 다음날 허임에게 시술을 받을 것을 권유한 대목은 너무나 유명하다. 물론 허준도 침을 놓을 줄은 알았으나 허임이 침 전문가이고 책임자였을 것이다. 허준은 한약 전문가이다〈영화, TV 드라마, 소설 등에서 허준을 명침가(名鍼家)로 다룬 것은 잘못되었다고 판단한다〉.

 중국의 의학 서적은 평생을 읽어도 못다 읽을 정도로 그 방대한 양은 우리의 상상을 초월한다. 「동의보감」도 대작이나 「동의보감」은 중국의 방대한 의서(醫書)에 비하면 요약한 노트에 불과하다.

 허준은 한약의 전의(典醫)로서 중국의 방대한 한의서(漢醫書)를 요약할 때 침구편(鍼灸篇)을 첨

부했다. 그 침구편에 보면 뜸의 주의 사항과 뜸을 많이 떴을 때의 부작용도 소개되어 있다. 특히 폐결핵 같은 질병이 발생할 수 있다는 것도 밝혔다.

앞에서 실험을 간단히 제시한 것과 같이 다시 실험을 해 보자. 우선 뜸쑥을 쌀알 반만하게 길쭉하게 만들고, 만수향·성냥이나 라이터·재떨이를 준비한다. 뜸쑥을 10개 정도 만든다. 또는 황토서암뜸 등 간접구를 준비한다(시중에서 사용되는 구관뜸도 실험용으로 사용 가능하나, 열 자극이 너무 약해 실험용으로 부적합하다).

그런 다음 가장 많이 이용한다는 곡지(曲池)·족삼리혈(足三里穴) 두 곳에 일반 뜸 2장씩을 태우는 것이다. 황토서암뜸도 2장씩 뜬다. 일반 뜸을 피부에 붙이고 다 탈 때까지 둔다. 대단히 뜨거워서 참느라 힘이 들 것이다.

이처럼 뜬 다음에 맥박수를 세어 본다. 대부분은 맥박수가 크게 증가되어 있고 또한 촌구맥상은 점점 더 가늘어지거나, 특이한 경우(심장 질환자)는 촌구맥이 2~3배 이상 굵어진다. 그리고 맥 압력도 강력해지거나 지극히 약해진다.

이러한 현상은 교감신경을 긴장 또는 항진시키는 것으로, 심장을 악화시켜서 고지혈증과 혈압·당뇨 등을 악화시키는 결과이다.

이처럼 맥박수와 굵기에 편차가 있을 때 서금의학의 상응부위인 곡지와 비슷한 상응부인 D7, 족삼리의 상응부위와 비슷한 E39에 직접뜸이나 서암뜸을 2장씩 떠 보자.

손에 똑같이 2장씩 떠 보자(너무 뜨거우면 구점지를 붙인다).

손에 뜨면 빠르던 맥박수가 감소하고, 가늘어지고 약하던 촌구맥은 굵어지고, 굵었던 촌구맥도 약간 가늘어져 있다. 이것은 음양맥상이 조절된다는 의미이다.

손을 제외한 신체의 뜸법은 어느 곳에 뜨든지 도파민을 과잉 분비시켜 각성반응이 강력하다.

여러분들도 뜨겁게 떠 보라. 정신이 번쩍 드는 것이 도파민의 과잉 분비현상이다. 도파민이 조금씩 분비되는 것은 대뇌의 활성화를 위해서 대단히 좋은 것이다. 과잉 분비는 곧 노르아드레날린을 분비시켜서 교감신경을 긴장시킨다. 이 상태에서 글루탐산도 분비되어 신경이 크게 날카로워진다.

더욱 뜨겁게 뜨면 아드레날린까지 분비되어 모든 교감신경이 항진 상태에 이른다. 심박동 항진, 모세혈관 수축, 내장 운동 감퇴, 모든 분비물 감소 등이 일어난다.

신체뜸에서 이러한 강력한 각성반응으로 통증을 어느 정도 느낄 수 없게 하나 곧 재발하고, 강력한 뜸법에서도 알파·감마엔도르핀이 나와 어느 면에서 쾌감을 느낀다. 계속 뜨거운 뜸을 뜨면 일종의 중독성·습관성이 생긴다.

그러므로 크고 뜨거운 직접뜸을 50~100장씩 계속 떠 살이 타고 해어져도 시원하다고 뜨는 것이다. 알파·감마엔도르핀이 과잉 분비되면 인체는 크게 피폐해진다.

이와 같은 부작용을 「동의보감」에서도 알게 된 것이다.

※「동의보감(東醫寶鑑)」에서 뜸 위험성 소개

(동의보감에서 뜸뜨는 방법은 쑥뜸을 쌀알만하게 만들어 신체 경혈에 올려놓고 태우는 방법이다.)

맥이 뜨고 열이 심한데 오히려 뜸을 하면 이것은 실(實)이 더욱 실(實)하게 하고 허(虛)가 더욱 허(虛)하게 되는 것이니, 허(虛)가 화(火)로 인해서 움직이면 반드시 목구멍이 마르고 타혈(唾血: 각혈·폐결핵)을 한다(入門).

머리와 얼굴은 모든 양(陽)이 모이는 곳이며, 흉격(胸膈)은 이화(二火)의 바탕이 되니 많이 뜸하지 말 것이며, 등과 배는 많이 뜸해도 좋으나 음허(陰虛)해서 화(火)가 있는 사람은 당연하지 않고… (이하 생략)

그러므로 손을 제외한 신체의 체침·뜸은 주의해야 한다.

더구나 교감신경 긴장·항진으로 발생된 요통에 직접 침·뜸을 한다는 것은 특히 주의해야 한다고 생각한다.

3. 지압·기 치료 주의

요통·디스크는 난치성이므로 온갖 방법을 동원해서 낫고자 한다.

심지어는 지압까지 받는다. 지압을 받으면 시원하고 통증으로 낫는 것 같으나, 타인의 손이나 신체가 환자에게 접촉되는 순간 비자기(非自己)의 침입으로 교감신경을 긴장시켜 모세혈관 수축현상이 일어나 맥박수가 증가하고 긴장한다.

지압할 때는 직접 맨손으로 하기보다는 장갑을 끼거나 타월 위에서 하는 것이 좋다고 생각하나, 지압을 자주 강하게 받으면 감마·알파엔도르핀이 나와 쾌감(시원함)이 발생되어 습관성과 중독성이 나타날 수 있다.

요즘 일부에서 기 치료(氣治療)라고 하면서 효과가 좋다고 하는 것도 비자기가 접근하기 때문에 즉시 거부반응이 일어나는 것이다.

보통 지압·기 치료하는 사람들은 그 방법이 좋다고 하나, 음양맥진법으로 확인하면 분명히 맥상은 악화된다.

거부반응의 표시로 도파민 분비, 각성반응, 아드레날린의 분비로 일시적, 기분상의 진통 효과는 있으나 곧 재발된다.

이 과정에서 건강 관리를 잘하여 자연치유력에 의해서 진통이 완전히 되기는 해도 결국은 습관성·중독성이 생기므로 주의한다. 점점 허약해지고 악화될 수 있으므로 주의해야 한다.

5. 사혈요법·부항도 주의

요통이 낫지 않아 사혈요법을 하는 경우도 많다. 요통이 있는 허리 부위에 사혈침으로 찌르고 부항단지를 붙여서 피를 빼낸다.

앞에서도 언급한 바와 같이 피를 빼는 것은 강자극이므로 쾌감을 느끼면서 진통반응이 있으나 곧 재발된다.

사혈·부항사혈은 통증이 극심할 때 한두 번 정도라도 주의해야 한다. 사혈요법을 하면 모세혈관이 즉시 수축된다.

링거주사를 처음 맞는 사람은 혈관이 잘 보이나, 두세 번 링거주사를 맞는 사람은 혈관이 위축·수축되어 혈관 찾기가 힘들듯이 사혈침으로 허리나 전신에서 피를 빼면 곧 혈관 확장이 일어나 알파엔도르핀이 나와 통증물질을 제거하여 통증을 멈추게 한다. 그러나 알파엔도르핀의 효과는 오래가지 않아 모세혈관은 수축되어 재발한다. 반복하면 쾌감을 얻기 위해 습관성·중독성이 나타나고, 계속 반복되면 인체는 극도로 쇠약해진다.

통증이 있을 때 사혈요법은 확실히 진통이 되는 반면에 위와 같은 문제점이 있으므로 주의해야 한다.

사혈을 할 때는 반드시 1회용으로 하고 부항단지도 1회용으로만 쓰는 것이 좋다.

사혈요법 외에 건부항을 쓰는 경우도 있다. 어혈을 세거하고 정철요법으로 사용한다고 하나 정반대인 것 같다.

등줄기에서 습부항(사혈), 건부항에서 좌반신에서의 부항은 맥 조절에 도움이 되나, 등줄기 좌반신 외의 다른 부위에서는 모두 음양맥상을 크게 악화시킬 수 있다.

건부항을 처음에 붙이면 어혈 반응이 나오는데

다시 건부항을 붙일수록 어혈 반응이 몇 개월씩 간다. 이것은 모세혈관을 수축시키기 때문이며, 피를 정혈시킨다는 것은 이치에 맞지 않는다.

정혈을 시킨다면 부항을 붙인 어혈이나 일반 어혈도 속이 없어져야 하는데 부항만으로는 잘 없어지지 않고 더욱 오래간다.

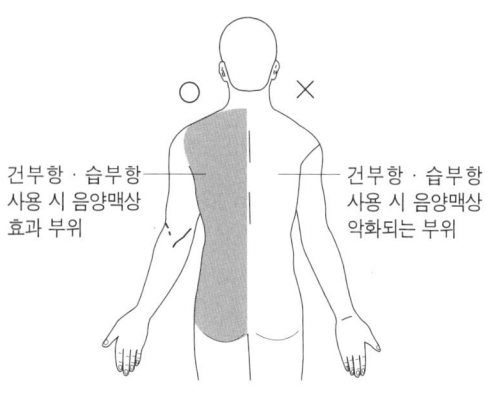

※ 건부항·습부항은 등줄기 좌반신에서만 효과반응이 있다.
  기타 부위는 건부항을 붙이면 음양맥상이 크게 악화되어 위험하다.

건부항을 오래 붙이면 모세혈관 수축으로 어혈 현상이 생기지 않는 것인데, 이것을 정혈이 되었다는 것은 잘못된 견해다. 건부항을 자주 붙여 모세혈관을 수축시켰기 때문에 혈흔 반응이 없는 것이다.

 등줄기 좌반신을 제외한 다른 곳의 부항은 참으로 주의해야 하고, 요통에 부항 사용은 오히려 더욱 악화시킬 수 있으므로 주의한다.

著者

柳泰佑(호 : 瑞岩)

- 독자적으로 高麗手指鍼療法의 개발에 착수, 高麗手指鍼의 十四氣脈論을 발표(1971~1975년)
- 高麗手指鍼講座(1976년 初版 現재 第12版 136刊) · 瑞岩療法 硏究 發表(2006년) · '14金經學 硏究 發表(2008년)
- 名譽醫學博士(가봉국제大 · 1982년) · 名譽東洋醫學博士(美 골든스테이트大 · 美 사우스베일러大 · 美 유이大)
- 東洋醫學博士(美 유이大 · 2002년)
- 蔣英實 科學文化賞(科學先賢 蔣英實紀念事業會 · 2001년)
- 文化敎育勳章(브라질보리비아 · 1995년)
- 韓國觀光大賞 優秀賞(韓國觀光公社 · 2001년)
- 高麗手指鍼學會 會長 · 大韓瑞金療法學會 會長
- 優秀團體運動賞(社團法人 韓國民間資格協會 · 2002년)
- 大韓手指鍼師會 會長 · 大韓瑞金療法師會 會長
- 大頭頂 表彰(2004년)
- 大韓平生資格硏究院, 月刊瑞金療法誌·(株)保健新聞社 發行人
- 前 官廷 鄕軍漢學院長 · 前 東洋漢學院 院長 · 前 韓國專門協會長
- 前 大韓實踐鍼灸學院長 · 前 東洋鍼灸專門學院 · 前 慶熙鍼灸學院附 · 前 陸軍○○部隊 鍼灸學 講師 歷任
- 淸州大學校 名譽 敎授

著書

- 高麗手指鍼療法(원제, 高麗手指鍼論 十四氣脈論)
- 高麗手指鍼의 14氣脈論(絶版)
- てのひら子の療法·高麗手指鍼의 原理와 應用
- KORYO HAND ACUPUNCTURE(영어판)
- LA MANUPUNCTURE COR ENNE(프랑스어판)
- DIE KOREANISCHE HANDAKUPUNKTUR(독일어판)
- LA MANOPUNTURA COREANA(스페인어판)
- Lecture on KORYO HAND THERAPY(영어판)
- 러시아어판
- 高麗手指鍼講座(일본어판)
- 포르투갈어판
- 폐르시아어판
- 全체요오자어판
- 高麗手指鍼 十四氣脈穴位圖
- 瑞岩의 金經穴(絶版)
- 小兒手指治法(絶版)
- 調氣療法 鍼灸經絡
- 標準面診 鍼灸經絡
- 高麗手指鍼과 自律神經系統圖
- 相脈治療의 硏究
- 磁氣治療 處方集(1~5권)
- 韓國의 鍼灸療法
- 鍼灸基礎講座
- 臨山子手足流注補瀉圖
- 許任鍼灸의 현대적解釋
- 手指鍼의 현대적療法
- 中氣의 硏究(絶版)
- 陽老三氣論象(편저)
- 運氣體質解說集
- 運氣體質早見集
- 陰陽脈診療法 補充
- 高麗手指鍼療法 처방집
- 高麗手指療法의 응급처방집
- 臨山子手足流注診療法說
- 상중오행調和療法
- 鍼灸大成解釋
- 權命古史(共譯)
- 消化系病과 手指鍼法治療
- 高麗手指鍼療法
- 明堂入門(共著)
- 高麗手指鍼療의 手指電子針의 使用法
- 頭面部의 手指鍼治療
- 肝疾病의 手指鍼治療
- 腎疾病의 手指鍼治療
- 心疾病의 手指鍼研究
- 肩頸部의 手指鍼治療
- 頭血鍼療法(絶版)
- 高麗手指鍼의 相應點(手掌·手背)
- 三一體質 腹部診斷과 處方集
- 高麗手指鍼의의 健康管理法
- 고려수지요법의 임상편
- 高麗手指鍼의 家庭醫學
- 고려수지요법의 등시요법
- 中風의 手指鍼療法
- 코痛疾의 高麗手指療法
- 입병의 高麗手指治療
- 운기약이법의 八位요穴療法
- 수지침요법
- 運動體質鍼療法
- 耳目鼻의 手指鍼療法
- 瀉血療法과 附상療法
- 感冒의 手指鍼療法
- E.P.T.체소와 수지침의 감각療法
- 수지침療法
- 수지針養護法
- 手指鍼講座
- 手指鍼氣運기 解說
- 생활수지침
- 수지침요법집
- 구안와사의 수지침요법
- 손승후증의 수지침요법
- 地氣水土療法
- 심장질환의 수지침요법
- 서암봉 · 신서암봉 · T봉 · 금T봉 해설
- 허증해소와 수지침요법
- 糖尿病의 手指鍼療法
- 高麗手指學講座(第10集)
- 수지침아이마스크
- 肥滿療法의 手指鍼療法 연구
- 肥滿의 비만요법요법
- 手指療法의 肥滿學掌學
- 肥滿審理療法
- 사이버수지침 해설
- 웰빙수지침
- 腦血管疾病의 手指鍼處方
- 高麗手指鍼療法處方
- 瑞金療法 총整
- 한방약학 부작용없 실상
- 瑞金療法講座(全3권)
- 瑞金療法硏究
- 鍼藥 手指鍼
- 金經의 解說
- 최신 건강법
- 최신 온열요법
- 통증의 신연구
- 금경급자요법
- 금경요법의 解說
- 아위로법의 해설
- 서금모임 응급치처방
- 금경 규칙 처지법
- 통증 없애는 방법
- 수지침요法
- 서암귀침요법귀와 등 다수
- 동아일보, 조선일보, 중앙일보, 경향신문, 한국일보, 국민일보, 세계일보, 보건신문 등 수많은 수지침 · 서금요법 칼럼 연재
- 중앙일보(유태우의 서금요법)에 칼럼 연재(2007~2014년 연재 중)

발간서적 안내

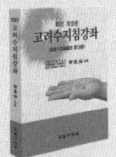

고려수지침강좌

고려수지침의 정통이론 기본교재로, 수지침의 이론, 기구, 분별, 치방들이 수록되어 있습니다. 누구든지 쉽게 이용할 수 있는 상응요혈 해설, 장부기능을 조절하는 기맥요법혈, 각 증상을 조절하는 요혈요법과 대증치방들, 신수지침을 사용하는 방법과 응급처치법 등 각종 증상별 치방이 수록되어 있습니다.

柳泰佑 원저/ 4X6배판/ 양장제본/ 508면/ 정가 80,000원

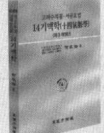

고려수지침·서금요법 14기맥학

14기맥은 손에만 있는 것으로 임기맥·독기맥과 함께 12장부에 하나씩 연결되어진 12개의 기맥을 말한다. 14기맥은 해당 장부 기능을 조절하는 음양맥상을 조절하는 위치이며, 기맥상에 있는 중요 지점이 기맥혈입니다. 본서는 기초 교재로서 14기맥을 자세히 해설하였습니다.

柳泰佑 저/ 4X6배판/ 양장제본/ 367면/ 정가 60,000원

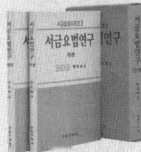

서금요법연구(제1·2권)

서금요법의 제2단계 교재로 새로운 이론과 대립요활론 등의 많은 이론과 방법과 치방들이 소개되어 있습니다. 『서금요법연구』를 연구함으로써 서금요법의 원리를 더욱 깊이 연구하고 각종 질병에 대해 정확하고 신속하게 대처할 수 있습니다.

柳泰佑 저/ 4X6배판/ 양장제본/ 680면/ 정가 각권 65,000원

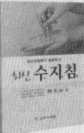

최신 수지침

신(新) 경락인 금경학(金經學)을 체계화시킨 수지침 연구의 결정판으로, 고려수지침·서금요법의 과학적 이론과 새로운 방법과 기구, 각 증상별 치방(治方)들이 수록되어 있습니다.

柳泰佑 저/ 신국판/ 418면/ 정가 20,000원

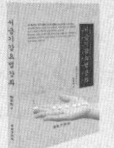

서금기감요법강좌

서금기감요법은 서금요법의 원리를 따라서 손부위에 직접 수지침을 찌르는 것이 아니라 기감봉을 고정시키고 기감봉 끝을 차단하는 기감패드를 손부위의 요혈처에 붙이고 그 위에 기감봉이라는 도구를 꽂는 방법이다. 본서에는 기감요법의 원리와 기감봉이 개발되기까지의 과정과 서금요법의 이론과 기감봉의 사용법과 치방들이 수록되어 있습니다.

柳泰佑 저/ 4X6배판/ 양장제본/ 363면/ 정가 50,000원

서금요법의 자극기구

통침봉

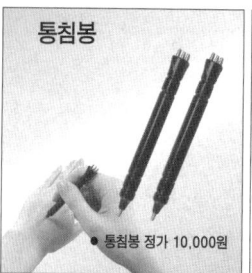

- 통침봉 정가 10,000원

압진봉(PEM)

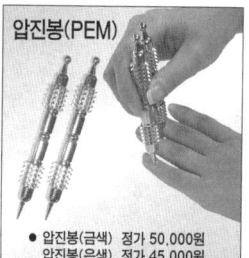

- 압진봉(금색) 정가 50,000원
  압진봉(은색) 정가 45,000원

뉴서암봉(기마크봉)

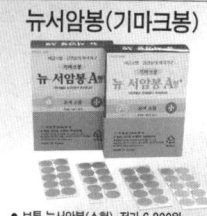

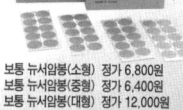

- 보통 뉴서암봉(소형) 정가 6,800원
  보통 뉴서암봉(중형) 정가 6,400원
  보통 뉴서암봉(대형) 정가 12,000원

금봉

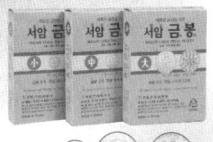

- 금봉 금색(大·中·小) 정가 33,000원
  금봉 은색(大·中·小) 정가 58,000원

금추봉

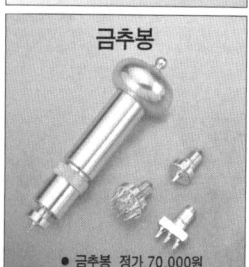

- 금추봉 정가 70,000원

서암추봉

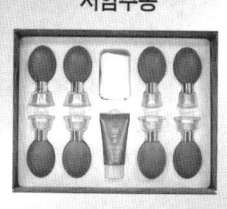

- 서암추봉 정가 80,000원

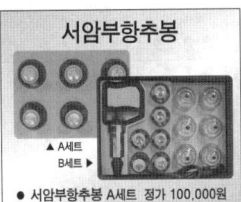

서암부항추봉

- 서암부항추봉 A세트 정가 100,000원
  B세트 정가 130,000원

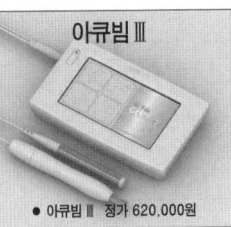

아큐빔 Ⅲ

- 아큐빔 Ⅲ 정가 620,000원

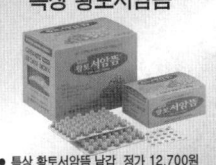

특상 황토서암뜸

- 특상 황토서암뜸 낱갑 정가 12,700원
  특상 황토서암뜸 중포장 정가 63,000원

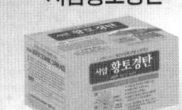

서암황토경탄

연기·냄새가 거의 없고 화력이 풍부하고 오래갑니다.
밀폐된 장소, 외국에서 이용하면 좋습니다.

- 황토경탄 소포장 정가 9,600원
  황토경탄 중포장 정가 48,000원

물 품 구 입 안 내

1. 본사로 직접 오십시오

매월 『월간 서금요법』이 발행되고 있으니 『고려수지침강좌』 구입 시 2년간 발송해 드립니다.

2. 지방에서 구입하는 방법 (전국에 160여 지회가 있습니다)

각 지방의 가까운 지회를 이용하시기 바랍니다. 그리고 본 학회의 물품을 이용하셔야 올바른 효과를 볼 수 있으며 수지침·서금요법이 발전할 수 있고, 회원에게 많은 학술을 제공하며, 본 학회의 제품이 아닌 것을 이용하면 도움이 안 됩니다.

3. 통신판매 안내

① 구입할 품목을 먼저 선택한 다음 ② 통신판매부로 전화 연락 후 ③ 지정된 은행 계좌에 대금을 입금하면 ④ 본사에서 입금을 확인한 후 물품을 발송해 드립니다.

- www.seokuem.com
- e-mail : info@soojichim.com

- **통신연락처 : ☎ (02)2233-0841~2, 2233-2811~2 FAX : (02)2233-6758**

- **통신판매부 은행계좌**
  국민은행 : 205701-04-144764 (주)고려수지침
  농협 : 1141-01-055468 (주)고려수지침
  신한은행 : 100-023-272893 (주)고려수지침
  ※ 국민·외환·BC카드로 구입하실 수 있습니다.

서금요법 응급처치편

포켓용 – 가정 상비 구급처치용 기구 증정

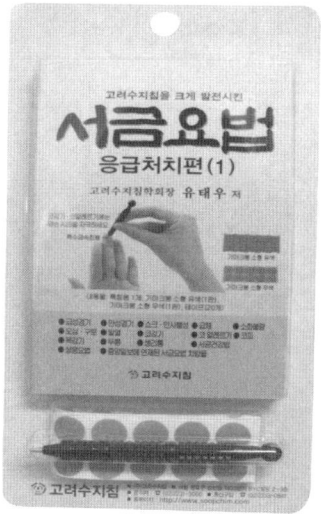

저자 유태우 / 포켓판 / 183면 / 정가 5,000원 (특침봉·기마크봉 포함)

『서금요법 응급처치편(1)』은 소아들의 만성 경기, 급성 경기, 급체, 소화불량, 발열, 코감기, 목감기, 기관지염, 생리통 등 응급 상황에서 사용할 수 있는 치방과 「중앙일보」에 연재된 내용 중에서 손으로 쉽게 처치할 수 있는 치방을 소개하였습니다.

누구든지 본서만 보면 때와 장소를 가리지 않고 어느 곳에서든지 처치할 수 있는 내용과 방법들을 수록했습니다.

版權所有
複寫不許

복사·복제를 허락하지 않습니다. 만약 복사나 복제를 하면 법에 저촉되며, 복사·복제하는 것을 본사로 신고하여 주시면 소정의 사례를 하겠습니다. 그리고 본 내용을 소개하거나 인용할 경우에는 저자의 허락을 받도록 하십시오. 모든 판권은 본사에 있습니다.

서금요법으로 요통 낫는 법   정가 10,000원

서기 2014년 4월 15일 인쇄
서기 2014년 4월 25일 발행

저   자 : 유태우(柳泰佑)
발 행 인 : 유태우(柳泰佑)
발 행 처 : (주)고려수지침
주   소 : 서울특별시 종로구 난계로 233번지 (BYC빌딩 2·3층)
           TEL: 2231-3000(대표), 2231-8012
           FAX: 2234-5444, www.seokuem.com
           ISBN 978-89-91894-65-5 03510
등록년월일 : 1977년 8월 4일(제1-310호)
서신연락처 : 서울 동대문우체국 사서함 제26호

※ 불법복사 신고전화 : 출협 733-8401, 본사 2253-1250
※ 파본은 즉시 교환하여 드립니다.